Beratung und Psychotherapie

Die Kunst
im richtigen Moment
das Richtige zu tun

Harold H. Mosak / Michael P. Maniacci

Beratung und Psychotherapie

Die Kunst
im richtigen Moment
das Richtige zu tun

Mit einem Vorwort von
Dr. med. Albrecht Schottky

Aus dem Amerikanischen von
Günter Maltz

RDI Verlag
36391 Sinntal-Züntersbach

Titel der amerikanischen Originalausgabe:
Tactics in Counseling and Psychotherapy
Harold H. Mosak / Michael P. Maniacci

Die Deutsche Bibliothek - CIP-Einheitsaufnahme

Mosak, Harold H.:
Beratung und Psychotherapie : die Kunst im richtigen Moment das Richtige zu tun / Harold H. Mosak/Michael P. Maniacci. Mit einem Vorw. von Albrecht Schottky. Aus dem Amerikan. von Günther Maltz. - 1. Dt. Orig.-Ausg. - Sinntal Züntersbach : RDI-Verl., 1999
Einheitsacht.: Tactics in counseling and psychotherapy <dt.>
ISBN 3-932708-10-5

1. Deutsche Originalausgabe

Druck und Bindung: Beltz, Weinheim
Umschlaggestaltung: Peter Spiegel, Stuttgart

ISBN 3-932708-10-5

Inhalt

Vorwort zur deutschen Ausgabe

Beratung und Psychotherapie: Wie macht man das praktisch? Wie kann ich mit einer schwierigen Situation hilfreich und kreativ umgehen? Dazu bringen uns die amerikanischen Psychotherapeuten Mosak und Maniacci eine Fülle von Beispielen aus vieljähriger Erfahrung und erfolgreicher Praxis. Wie geht man z.B. mit der Frage um: „Warum dauert die Behandlung so lange?“ Oder mit dem Vorwurf: „Sie sind nicht fair!“ Oder mit dem Patienten der dem Therapeuten schmeichelt. Oder mit der Feststellung: „Ich kann einfach nichts machen - es ist meine Natur!“ Die Autoren bringen eine Fülle von methodischen Beispielen – immer sehr konkret, verbunden mit einer kurzen und klaren Erläuterung des Hintergrundes für ihr Vorgehen. Oft kommt ihnen ihr Humor zu Hilfe – eine Lösung zu finden, eine Blockierung aufzulösen. Es ist zu begrüßen, dass dieser Schatz nun auch dem deutschen Leser zugänglich wurde. Zu verdanken ist dies der Initiative Theo Schoenakers, der sich in seinem Adler-Dreikurs-Institut in Sinntal-Züntersbach in besonderer Weise der methodischen Schulung widmet. Theoretische Darstellungen gibt es viele – solche Gelegenheiten, einem Meister über die Schulter zu schauen, gibt es viel zu wenig! Sind die Autoren Berater oder Psychotherapeuten? Sie selbst scheint diese Frage nicht zu kümmern. Beide Berufsgruppen können sehr viel von ihnen lernen, und das auf vergnügliche Art. Das Buch entspricht dem Bedürfnis nach praxeologischen Darstellungen und Hinweisen, das in der Tiefenpsychologie mehr und mehr erkannt wird. Noch eines: Jeder Psychotherapeut sollte das „Handwerk des Beraters“ als Basis seines Tuns beherrschen und verstehen! Das Buch wird seine Leser finden und könnte beitragen, den Weg zu einer praxisorientierten Psychotherapie „mit offenen Karten“ zu erleichtern und zu bahnen. Die einzelnen Abschnitte könnten als Rezepte verstanden werden – aber noch mehr Bedeutung haben sie als Vermittler einer Haltung, die Blockierungen und Probleme heiter und kreativ zu lösen versteht.

Dr. med. Albrecht Schottky
Ärztlicher Direktor, Krankenhaus für Psychiatrie und Psychotherapie Schloss Werneck
Nervenarzt / Psychotherapie / Psychoanalyse
Lehranalytiker (DGIP)

Vorwort

Wenn Studenten sich die Praxis der Beratung und Psychotherapie aneignen, lernen sie meistens eine therapeutische Philosophie und eine Strategie für die Durchführung ihrer Arbeit. Man bringt ihnen bei, dass sie warmherzig, akzeptierend und tolerant sein und eine bedingungslos positive Einstellung an den Tag legen müssen. Sie müssen mit Übertragungen fertig werden und den Widerstand des Klienten überwinden. Es geht darum, den Lebensstil zu ändern und Gemeinschaftsgefühl zu entwickeln. Handlungstechniken sind verbalen Interventionen vorzuziehen - oder auch umgekehrt. Eine Veränderung des Verhaltens muss von Einsicht begleitet werden, oder sie kann auch ohne Einsicht stattfinden. Wir hören, dass wir den Menschen dabei helfen sollen, ihr Verhalten oder ihre Gefühle oder ihre Erkenntnis oder ihre Ziele oder ihre zwischenmenschliche Verhaltensweise oder ihre psychologische Reaktion oder andere ähnliche Variablen zu ändern.

Jede Therapieschule bietet ihre eigene „Philosophie der Erlösung“ an (wobei manchmal sogar die für die Erlösung Ausersehenen mit einer positiven Prognose bezeichnet werden) und eine Methode auf lange Sicht, die oft mit abstrakten Begriffen zur Erreichung der Erlösung bezeichnet wird (Mosak, 1990). Nun fragen sich aber alte und neue Studenten, deren Lehrer und Supervisoren oft: „Was tue ich wenn der Klient.....?“ Ihre Sorge gilt nicht dem, was sie „auf lange Sicht“ tun müssen, sondern was der besondere Moment in einer therapeutischen Begegnung erfordert, um über eine augenblickliche Schwierigkeit hinwegzukommen.

Was soll ich tun, wenn der Klient widerstrebt? Was soll ich tun, wenn der Klient schweigt? Aggressiv wird? Ständig zu spät kommt? Wenn der Klient Einsicht zeigt, wie hilft man ihm oder ihr, sich zu verändern? Wie vermittelt man dem Klienten Wichtiges, so dass er es annimmt? Wie hilft man dem Depressiven, die Depression aufzugeben? In allen diesen Fällen erwartet der Fragende eine unmittelbare Intervention, eine Taktik, die die Therapie vorantreibt.

Der Unterschied zwischen Strategien und Taktiken wurde dem älteren Autoren (HM) zuerst bewusst, als er kurz nach dem zweiten Weltkrieg bei Carl Rogers und seiner Gruppe an der Universität von Chicago nicht-direktive Therapie studierte. Damals wurde der Therapeut angewiesen, eine warme, tolerante, akzeptierende Atmosphäre zu schaffen und die Gefühle des Klienten widerzuspiegeln. Gleichzeitig war HM Praktikant an einem großen Krankenhaus für Veteranen und arbeitete mit vielen psychotischen Klienten, von denen einer unter katatonischer Schizophrenie litt und sich stumm verhielt. Es gibt einen uralten psychologischen Witz, gemäß dem eine „Therapie die Begegnung zwischen zwei Menschen ist, von denen der eine Therapeut und der andere Patient genannt wird. Der ängstliche ist der Patient." Damals widersprach das völlig den Erfahrungen des Autors. Da die nicht-direktive Therapie keine Taktiken zu verwenden erlaubt, saß der Therapeut in der allerwärmsten, toleranten und akzeptierenden Manier da und schaute auf den Patienten, der stumm dasaß. Der Patient schien ganz ruhig; der Therapeut war hier der Ängstliche.
Dass man zwischen Strategien und Taktiken unterscheiden muss, wurde HM auch später wieder deutlich, als er einer der Prüfer bei Spezialexamen war. Da die Kandidaten in ihrer besonderen Therapieform geprüft wurden, fragten wir sie zunächst, welchem System der Psychotherapie sie anhingen. Mehrere Kandidaten nannten die analytisch orientierte Psychotherapie. Im Verlauf der Prüfung fragte dann einer der Prüfer oft: „Welche Strategie verfolgen Sie bei dieser Psychotherapie?", worauf die Kandidaten antworteten: „Die Handhabung der Übertragung." Wenn die Antwort so lautete, fragte HM: „Können Sie mir an diesem Interview zeigen, wie Sie das erreichen?" Es zeigte sich dann, dass,

wer in der Prüfung Übertragung nannte, den Begriff nur nominalistisch verwendete. In keinem Falle konnte ein Kandidat es demonstrieren. Wer das Verfahren anwenden konnte, verwendete selten den Begriff. Wer von den Kandidaten mit Übertragungen fertig wurde, erwähnte das offensichtlich nie, und wer es nicht konnte, versteckte seine Unwissenheit hinter der „richtigen" Antwort.

Im Laufe der Jahre da HM immer mehr Studenten lehrte und mit ihnen als Supervisor arbeitete, war er davon beeindruckt, in welch geringem Maße Studenten Taktiken studieren müssen. Sogar in Forschungsabteilungen[1] sind die Studenten besser mit der Literatur vertraut, als dass sie die „Was tue ich, wenn....?"- Taktiken kennen, die ihnen bei der Psychotherapie zur Verfügung stehen. Dies will nicht die Bedeutung einer Strategie bei der Psychotherapie herabsetzen, noch sind wir der Meinung, dass ein Psychotherapeut etwa keine Theorie oder kein System der Psychotherapie nötig hätte. Auch verkennen wir die Wichtigkeit anderer Faktoren in der Psychotherapie keineswegs wie etwa das Beziehungsgeflecht, den Kommunikationsstil und seine Probleme oder die Verwendung von zusätzlichen Medien. Dies Buch bildet nur einen Versuch, sich auf einen oft vernachlässigten Bereich beim Studium der Beratung und Psychotherapie zu konzentrieren.

Die zu besprechenden Taktiken sind keineswegs erschöpfend, sondern sollen nur die Vielzahl von Methoden beleuchten, die einige kreative Psychotherapeuten benutzt haben, um einige der taktischen Probleme zu lösen, denen sie sich bei der Psychotherapie gegenübersehen. Viele der Taktiken ergaben sich aus unserer Lehrtätigkeit oder bei der Multiplen Psychotherapie mit Adlerianern oder Therapeuten anderer Richtungen. Wir haben keinerlei Taktiken aufgeführt, die wir in der Praxis nicht nützlich gefunden hätten. Während eine solche knappe Darstellung dem Therapeu-

[1] Wir setzen die Notwendigkeit und den Wert von Forschung in der Psychotherapie keineswegs herab. Auch Psychotherapeuten, die selbst nicht forschen, würden von einer Kenntnis der Forschungsliteratur profitieren.

ten manchen nutzlosen Versuch ersparen mag, könnte die Masse der erfolglosen Taktiken weit über die der wirkungsvollen hinausgehen. Andererseits sollte der Leser nicht annehmen, dass diese Auslassungen bedeuten, dass alles in unserem Repertoire immer funktioniert. Während einige der Taktiken vom Autor stammen, gründen sich viele auf Beobachtungen anderer Therapeuten, mit denen wir das Glück hatten, gemeinsam zu arbeiten und zu studieren. Hier sind vor allem Rudolf Dreikurs, Erwin O. Krausz und Bernard H. Shulman zu nennen. Ihnen und vielen anderen gilt unser Dank.

Alle in diesem Buch genannten Beispiele sind echt, wir haben nur die Identität der Personen unkenntlich gemacht, um die Vertraulichkeit zu wahren.

Danksagung

Wir wollen besonders drei Personen für ihre Hilfe bei der Vorbereitung dieses Buches danken. Da sind zunächst Karen Sulikowski und John Czupowski, die Wunder vollbrachten, indem sie das wichtige aber oft unergründliche Monstrum, den Computer, für uns zähmten. Vielen Dank euch beiden für eure Geduld und Hilfe. Zweitens danken wir Lucia Kelly für ihre Hilfe beim Tippen von Teilen des Manuskripts.

1

Richtlinien für den Gebrauch von Taktiken

Theodore Reik diskutiert in seinem Buch über Psychotherapie „Listening with the third ear" (Horche mit dem dritten Ohr) (1948) die Frage, warum er erst so spät in seinem Leben und nach einer langen beruflichen Karriere sein erstes Buch über Psychotherapie schrieb. Seine Antwort lautet (zusammengefasst), dass er erstens noch nicht alle die Fehler gemacht hätte, die er machen würde und dass er zweitens sie noch nicht oft genug gemacht hätte....

In jeder Psychotherapie stecken ein paar Richtlinien, wie man sie betreiben sollte. Taktiken werden nicht im Kopf eines Therapeuten geboren, obgleich es manchmal so scheint. Sie haben vielmehr ihre Wurzeln in der Theorie, im persönlichen Stil des Therapeuten und in seiner persönlichen Philosophie. Auch wenn die meisten dieser Richtlinien sich auf Strategien beziehen, die folgenden werden hauptsächlich bei der Anwendung von Taktiken nützlich sein.

Du wirst überleben

Die meisten Therapeuten und besonders die jungen, unerfahrenen und „wahren Gläubigen" engen ihre therapeutischen Fähigkeiten ein oder erzeugen in sich selbst Ängste, weil sie die Therapie als ein System von Regeln ansehen, über das schon das letzte Wort gesprochen ist. Gerne zitieren sie die Giganten ihrer therapeutischen Schule oder sie benutzen ein bestimmtes Verfahren, „weil mir es so gelehrt wurde“ oder „weil mein Supervisor es so gemacht hat“. Da diese Therapeuten oft die Überzeugung entwickeln, dass es nur *eine* richtige Verfahrensweise bei der Therapie oder beim Intervenieren gibt, bemühen sie sich nicht einmal um ein andersartiges Herangehen, wenn „der einzig richtige Weg“ sich bei einem bestimmten Klienten[1] als ungangbar erweist. Man hat oft den Eindruck, sie meinen „ein falscher Schritt und alles ist verloren.“ Unter der Last dieser Angstzustände berauben sie sich selbst der Möglichkeit, spontan und kreativ vorzugehen. Wenn eine Intervention sich nicht als wirkungsvoll erweist oder der Klient nicht in der erwarteten Weise reagiert, fühlt sich der Therapeut verloren und gerät in Panik. *Du wirst es aber überleben!*

Auch dein Klient wird überleben

Viele psychotherapeutische Schulen sehen den Klienten als zerbrechlich an, der jeden Augenblick zusammenklappen könnte. Nun ist Psychotherapie ein kumulativer Prozess und nicht eine Serie von einmaligen Ereignissen. „Kuriert“ oder erfolgreich behandelt wird man nicht durch ein oder zwei „magisch wirkende“ Sätze oder Interventionen. Genau so wenig wie ein oder zwei Interventionen den Klienten von seinen Übeln befreien können, so werden ein oder zwei Interventionen ihn auch nicht total „ruinieren“. Natürlich müssen Therapeuten verantwortungsbewusst handeln, aber sie werden es nie zur Perfektion bringen und brauchen das auch nicht. Man behandelt einen Klienten dann respektvoll, wenn man ihn oder sie nicht als zerbrechlich ansieht, sondern ihm etwas zutraut. (Fromm-Reichmann, 1950).

Das bedeutet nicht, dass der Respekt vor dem Klienten dem Therapeuten die Freiheit gibt, alles zu tun, wonach ihm (oder ihr)

[1] Da die englischen Wörter ‚therapist‘ und ‚client‘ beide Geschlechter bezeichnen, ist in der deutschen Übersetzung in jedem Fall das andere Geschlecht mitgemeint.

gelüstet, nur weil der Klient es wahrscheinlich überleben wird. Man sollte sich an „primum non nocere“ erinnern. „Vor allem keinen Schaden zufügen.“

Immer beweglich bleiben

Wie Therapie oft gelehrt wird, gibt es in jeder Situation nur eine Reaktion oder eine beste Reaktion. In multiple-choice Prüfungen bekommen Studenten, die auf diese Weise unterrichtet wurden, in Verbindung mit der Äußerung des Klienten vier oder fünf Reaktionen oder Interventionen aufgelistet, von denen nur eine richtig ist. Gemäß dieser Ausbildung verhalten sie sich auch in der therapeutischen Situation so und suchen die eine (oder einzig beste) Reaktion. Findet der Therapeut in einer klinischen Situation die „richtige“ Reaktion nicht, hat er „versagt“. Kennt er aber die Antwort, und stellt dann fest, dass sie ineffektiv war, bringt es den Therapeuten in eine ähnlich missliche Lage. So erzählte ein psychiatrischer Medizinalassistent, wie er ein Interview „verpatzte“. Er und sein Klient besprachen gerade ein Thema als der Klient aus heiterem Himmel fragte: „Sagen Sie mal, Herr Doktor, wieviel Mal in der Woche bumsen *Sie Ihre* Frau?“ und der Assistent fuhr fort:

„Im ersten Impuls wollte ich ihm sagen 'das geht Sie nichts an'. Nun glaube ich aber an Gleichberechtigung in der Therapie und so war mein zweiter Gedanke, dass ich es ihm sagen sollte. Immerhin hatte ich ihn gefragt, wieviel Mal in der Woche er seine Frau bumste. Mein dritter Gedanke war wieder: „Das geht Sie nichts an.“ Inzwischen amüsierte sich der Klient über mein Unbehagen. Ich beendete also das Interview und führte den Klienten wieder auf die Station zurück.“

Es kam dem Assistenten gar nicht in den Sinn einfach zu fragen: „Warum wollen Sie das wissen?“ Diese und ähnliche Antworten hätten dem Therapeuten zur Verfügung gestanden, wenn er bei dem Luftwaffen-Jiu-Jitsu-Lehrer des Verfassers im Zweiten Weltkrieg gelernt hätte. Als Einleitung zu seinem Kurs lehrte uns der Lehrer, wie man sich aus einem Griff des Gegners befreit. „Ehe ich euch spezifische Befreiungsgriffe lehre, möchte ich eines sagen: Wenn jemand euch im Griff hat, wackelt, stemmt, zieht, kratzt, stößt, beißt - bleibt immer in Bewegung. Wenn ihr euch nicht bewegt, seid ihr tot." Das gilt auch für die Therapie. Wenn die eine Taktik, Reaktion oder Intervention nicht funktioniert, sollte der Therapeut immer nach einer anderen suchen. Vom Therapeuten verlangt das Kreativität. Auch beschleunigt das für den Therapeuten und Klienten die Therapie, denn wenn der Therapeut erst Unbehagen empfindet, was vielleicht mit einem Gefühl der Verlegenheit oder sogar der Selbsterniedrigung verbunden ist, dann hat er wahrscheinlich mehr an sich selbst gedacht als an den Klienten. Wenn der Therapeut sich dieser Blickrichtung bewusst wird, kann er jetzt wieder von sich selbst weg nach außen schauen und auch wenn er jetzt nicht genau weiß, was er tun kann, so darf er doch das sichere Gefühl haben, dass er bestimmt etwas tun kann. Wenn seine Studenten zu Rudolf Dreikurs sagten: „Ich wusste nicht, was ich sagen sollte", so sagte Dreikurs: „Sie können immer etwas sagen. Wenn Ihnen nichts anderes einfällt, können Sie sagen: „Ich weiß nicht, was ich sagen soll." (Persönliche Mitteilung) Und statt sich mit seinen eigenen negativen Gefühlen zu beschäftigen, kann man sich in eine Lage manövrieren, in der man eine Lösung des Problems findet oder erfindet.

Es trifft auch zu, dass Prognosen oft zu einer pessimistischen Einstellung führen. Welchen Erfolg konnte ein Therapeut erwarten, der es mit einem Klienten zu tun hatte, der unter „konstitutioneller psychopathischen Inferiorität" litt? (Dies bezieht sich natürlich auf ein vergangenes Zeitalter!) Und führt eine Prognose nicht oft zu einer sich selbst erfüllenden Prophezeiung? Als Assistent in einer Klinik hatte HM einen Supervisor, der ihm einmal offenbarte, wie er seine zu behandelnden Fälle in erträglichem Rahmen hielt: „Ein Drittel haben Schizophrenie und können keine Beziehung der Übertragung herstellen, ein Drittel sind Psychopathen und haben eine schlechte Prognose, das letzte Drittel behandle ich."

Die Kraft des Glaubens

Die sich selbst erfüllende Prophezeiung findet ihre Bedeutung in dieser Regel: Eine optimistische Einstellung seitens des Therapeuten wird bessere Ergebnisse erzielen als eine pessimistische. Wie Adler (1932/1946b) schon gesagt hat, wird der Glaube das Handeln bestimmen. Wenn der Therapeut meint, dass es keinen Ausweg gibt, wird es höchst wahrscheinlich auch keinen geben. Der therapeutische Optimismus bezieht sich nicht nur auf die Chancen des Klienten sondern auch auf die Fähigkeiten des Therapeuten.

Kreativität – Nicht Tricks

Der Unterschied zwischen jemandem der Tricks benutzt und einem kreativen Therapeuten beeinflusst die Wahl der verwendeten Taktiken. Ein tricksender Therapeut benutzt Taktiken als Selbstzweck und nicht als Mittel zum Zweck. Der kreative Therapeut weiß, welche Taktik zu benutzen ist und warum diese und keine andere Taktik zu diesem Zeitpunkt am Platze ist und wohin das die Therapie führt. Um Tricks zu vermeiden, werden wir für jede Taktik eine vernunftgemäße Erklärung geben.

Spiele nie das Spiel des Klienten

Adler (1956) und Berne (1964) haben schon von den Gefahren gesprochen, wenn man sich auf das „Spiel" des Klienten einlässt. Um unter dem Lebensstress und den interpersonellen Interaktionen zu bestehe, haben viele Klienten eine Reihe von Verhaltens- und Interaktionsweisen entwickelt, in denen sie „Experten" geworden sind. Der „Lebensstil" der Klienten, ihr „Spiel" oder ihr „Drehbuch" ist viele Jahre lang in unterschiedlichen Situationen und mit vielen verschiedenen Menschentypen ausprobiert, praktiziert und perfektioniert worden. Jeder Therapeut, der versuchen sollte, den Klienten oder die Klientin in ihrem eigenen Spiel zu schlagen, beschwört Schwierigkeiten herauf. Der Klient kennt die Regeln und Züge in dem Spiel ganz genau, und der Therapeut muss es vermeiden, sich auf diese Situation einzulassen. Beim Spiel des Klienten ist dieser der Professionelle und der Therapeut der Amateur. Unter diesen Bedingungen ist der Ausgang leicht vorherzusagen.

Keine Taktik ist ein Allheilmittel

Genau so sinnlos wie in der Alchimie die Suche nach dem Stein der Weisen, ist die Suche nach einer Taktik, die immer wirkt und alle Klienten in jeder Situation „heilt“. Wirkungsvoll sind Taktiken nur in einer bestimmten therapeutischen Situation, durch einen bestimmten Therapeuten angewandt, für einen bestimmten Klienten gedacht und in einer bestimmten Etappe (oder sogar einem Augenblick) der Therapie. Daraus ergibt sich, dass Therapeuten Taktiken nicht mechanisch nach einem Kochbuchrezept anwenden können. Während manche Taktiken für ein breites Spektrum therapeutischer Bedingungen anwendbar sind, gibt es andere, die ein Therapeut vielleicht nur einmal in seinem Leben benutzen wird. Wie groß die Anwendungsbreite auch sei, so kann eine bestimmte Taktik wie auch jede andere Intervention des Therapeuten manchmal nicht „funktionieren“. Wenn das geschieht, bleibe in Bewegung!

Es sollte gleich klar sein, dass eine Taktik nicht ein Ersatz für Psychotherapie sein und auch nicht statt ihrer eingesetzt werden kann. Taktiken sind nicht alles in der Psychotherapie und eine Therapie besteht nicht darin einen Trick nach dem anderen anzuwenden. Wohl kann eine Taktik den Klienten oder die Therapie aus einer Sackgasse herausführen, aber es müssen sich dann Diskussion, Klarstellung, Verständnis, Interpretation, Wärme, Akzeptanz des Klienten und welche andere Verfahren der Therapeut auch anwenden möchte, anschließen. Alles dient der Herstellung und Aufrechterhaltung der Beziehung und der Schaffung einer therapeutischen Atmosphäre.

Keine Taktik ist ein Heilmittel

Eine Taktik heilt zwar nicht, aber sie hebt den Therapeuten und den Klienten über einen gewissen Punkt hinweg. Wenn es gelingt, einen depressiven Menschen zum Lächeln oder Lachen zu bringen, dann wird das nicht unbedingt die Probleme lösen und die Depression heilen, aber es ist ein Fortschritt in Richtung auf Milderung der Depression. Wenn man jemandem helfen kann, einen Konflikt zu lösen, so wird das nicht das Problem ändern, das ursprünglich zum Konflikt geführt hat, aber es wird den Klienten und den Therapeuten weiterbringen.

Beherrsche die Theorie

In einem Aufsatz „Sind psychologische Schulen überholt?“ nannte Dreikurs (1960/87) Gründe, warum man die Tradition bewahren sollte, irgendeiner psychologischen Theorie, gewisse Annahmen oder Vorstellungen vom Wesen des Menschen anzuhängen, selbst wenn das nicht direkt ausgesprochen wird. Bei der Anwendung von Taktiken ist die Kenntnis der eigenen Theorie wichtig, denn dadurch vermeidet man, Taktiken anzuwenden, die der eigenen Philosophie widersprechen. So werden z.B. nicht-direktive Therapeuten dieses Buch nur aus akademischem Interesse lesen, da ihre therapeutische Philosophie die Anwendung von Taktiken ausschließt, da diese, *per definitionem*, direktiv sind. Nun kann jemand Eklektizismus als einen angemessenen Standpunkt verteidigen, aber die wahllose Anwendung von Taktiken mag eher die Ignoranz des Therapeuten offenbaren als seine flexible Vorgehensweise. Vor einigen Jahren war HM Mitglied einer Kommission, die einen Psychologen auf dem Gebiet der Psychotherapie prüfen sollte. Als dieser nach seiner Therapierichtung gefragt wurde, antwortete er „nicht-direktive Therapie und Hypnose.“ Die Antwort erinnerte in gewisser Weise an die apokryphe Geschichte, dass Freud und Adler sich in der Beurteilung der Denkprozesse amerikanischer Psychiater einig waren. Gemäß dieser Geschichte denken amerikanische Psychiater, dass „Schokolade sehr gut schmeckt und Knoblauch schmeckt auch sehr gut. Daher ist die beste Nahrung, die man zu sich nehmen kann, mit Schokolade überzogener Knoblauch.“ Eine nicht durchdachte philosophische Position birgt ähnliche Gefahren.

Lerne Deinen Klienten kennen

Es gibt keinen Ersatz für eine sorgfältige Kenntnis des Klienten. Wenn man einfach sagt „Er ist ein Kontrolleur“ oder „Sie hat einen Penisneid“, so ist das nicht ausreichend. Allgemeine Begriffe sind nützlich, wenn man lehrt oder sich mit Kollegen unterhält, aber die idiographischen, besonderen Aspekte der Situation des Klienten müssen sorgfältig verstanden werden. Viele klinische Psychologen standen vor der mühsamen Aufgabe, seitenlange Berichte oder Fallstudien zu lesen, die jederzeit über jeden beliebigen Klienten hätten geschrieben sein können. Tallent (1958) nennt sie „Tante Fanny Berichte“, weil sie über jede beliebige „Tante Fanny“ hätten geschrieben sein können. Ein spezifisches, klares Verständnis dessen, was in gerade diesem Klienten vorgeht, wird den Erfolg bei der Anwendung einer Taktik bedeutend steigern. Unglücklicherweise beschäftigen sich viele Therapeuten eher mit der Suche nach einer Pathologie als nach dem Verständnis des Klienten.

Zur Kenntnis des Klienten gehört auch eine Kenntnis seiner Religion, seiner Volkszugehörigkeit und seiner Kultur. In der heutigen Zeit, da man ein Bewusstsein und ein Feingefühl für Mulitkulturalismus entwickelt, müssen Kliniker auf verschiedene Triebkräfte achten, die über „intrapsychische“ Kräfte und Prozesse hinausgehen. Nachdem wir diese Warnung ausgesprochen haben, empfehlen wir nicht besondere Taktiken, die an sich auf multikulturellen Vorgängen basieren, sondern es geht um Taktiken, die für die jeweilige Situation spezifisch sind. Wir legen nicht den Nachdruck auf Probleme, die sich aus unterschiedlichen Kulturen ergeben, sondern vielmehr auf die Situation, in der sich die Klienten und Therapeuten befinden und auf die Frage, was man zu einer bestimmten Zeit in einem bestimmten Kontext tun kann. Wenn gewisse religiöse oder kulturelle Zusammenhänge besonders wichtig sind, sollte man diese Faktoren berücksichtigen.

Den richtigen Zeitpunkt wählen

Ein weinerlicher, depressiver Klient, der ein heikles persönliches Problem zur Sprache bringt, wird bei einer auf Konfrontation gerichteten Taktik nicht positiv reagieren. Außerdem sind Angst erzeugende Taktiken wahrscheinlich für die Anfangsminuten eines Erstinterviews nicht geeignet. Es ist entscheidend, welche Taktik man bei einem gewissen Klienten wählt, und es ist auch entscheidend, wann man sie anwendet. (Mosak & Shulman 1974, 1977). Es ist schon oft gesagt worden, dass die richtige Zeitwahl für eine gute Komödie wesentlich ist - man muss wissen, wann man den richtigen Ausdruck, das Wort, die Geste in der rechten Weise anwendet, um den gewünschten Effekt - das Lachen - zu entlocken. Das gilt auch weitgehend für die Beratung und die Psychotherapie. Viele Therapeuten haben als Anfänger ihren Atem und ihre Energie verschwendet, indem sie Interpretationen, obgleich zutreffend, zu früh anboten, ehe der Klienten bereit war, sie zu hören. HM nennt diese Bereitschaft „Reife". Wenn man den rechten Zeitpunkt für eine Intervention herausspürt, trägt das wesentlich zur ihrer Effektivität bei und stellt sicher, dass Therapeut und Klient auf der gleichen Wellenlänge liegen.

Fühle dich bei deinem Tun wohl

Wenn du dich bei dem, was du tust, nicht wohl fühlst, dann tue es nicht. Taktiken sind nur dann wirkungsvoll, wenn man an sie und die eigene Fähigkeit, sie anzuwenden, glaubt. Klienten werden das Unwohlsein des Therapeuten spüren und entsprechend reagieren. Wenn du eine Taktik geübt und einige Male angewendet hast und dich dann noch immer mit ihr nicht wohl fühlst, lass sie bleiben. Freud schrieb (1958): „Kein Therapeut geht weiter, als es seine eigenen Komplexe und inneren Widerstände erlauben." (S. 145). Jeder hat irgendwo seine Grenzen und wird sich nicht bei jeder Gelegenheit wohl fühlen.

Entwickle deinen eigenen Stil - ahme nicht andere nach

Glaube an dich selbst. Vertrauen in eine Taktik ist wichtig, aber Selbstvertrauen ist wesentlich. Wie jemand anderer eine Taktik verwendet, ist zum Lernen nützlich, aber du musst sie in deiner ureigenen Weise anwenden. Der Glaube an sich selbst braucht nicht bewiesen zu werden. Wenn du an dich selbst glaubst, wirst du die „Beweise" schon finden, die diesen Glauben belegen. Wenn man eine Taktik seinem eigenen Stil einpasst, wird das seine Wirkung erhöhen, aber was bei einem Therapiestil funktioniert, kann bei einem anderen wirkungslos bleiben.

Vergiss alle früheren „Richtlinien"

Adler (1956) hat wiederholt betont, dass man niemandem blind folgen soll, auch ihm nicht. Richtlinien sind nicht mehr als eben Richtlinien. Sie ersetzen keine klinische Beurteilung, Erfahrung oder den gesunden Menschenverstand. Wenn zutrifft, was Adler gesagt hat, dass „alles auch anders sein kann" (S.364), dann soll man oder kann man von einem strengen Festhalten an den genannten Regeln oder Richtlinien auf keinen Fall erwarten, dass sie für jede Situation gelten. Harris (1977) hat es knapp so ausgedrückt: „Man hat noch nicht einmal angefangen eine Tätigkeit - sei es Bridgespielen oder Staatenlenkung - zu beherrschen, ehe man nicht weiß, wann und warum eine Regel missachtet werden soll oder sogar muss." Auf diese Weise entwickelt sich die Therapie und Praxis weiter.

Dienen Taktiken zur Manipulation von Klienten?

Ehe wir die Taktiken selbst beschreiben, sollten wir die Frage diskutieren, ob wir mit Taktiken manipulieren. Dreikurs hat festgestellt, dass zu jeder Psychotherapie Manipulation gehört. Nur erkennen das einige Schulen bereitwilliger an als andere. Es ist geradezu lächerlich anzunehmen, dass der Therapeut oder Berater den Klienten oder den Prozess nicht beeinflusst. Es wäre so, als ob zwei Menschen, die im gleichen Raum sitzen, nicht miteinander kommunizieren, selbst wenn sie nicht reden, oder als ob eine Person zu einer anderen kommunizieren könnte, ohne dass die andere zurückkommunizierte. [Bei Hayley (1963) findet man eine ausführliche Diskussion des direktiven Wesens jeder Psychotherapie, auch der Psychoanalyse]. Die Forschung hat auch festgestellt, dass solche alten „nicht-direktiven" Kommentare wie „hm, hm" verstärkend wirken (Greenspoon 1955).

In der Psychotherapie findet nun mal Manipulation statt, sei sie nun offen oder verborgen. Das bleibt eine Tatsache. Das vorausgesetzt, gibt es drei Fragenkomplexe:

- Auf welches Ziel hin wird der Klient manipuliert? Dient es dem Wohlbefinden des Klienten oder befriedigt es nur die Bedürfnisse des Therapeuten?
- Zweitens ist es das Ziel jeder Psychotherapie, den Klienten von hier nach dort zu bewegen oder ihm dabei zu helfen. Nun werden aber „hier" und „dort" von jedem System definiert, sei es intrapsychische Harmonie, das Ausschalten von Tricks und Kniffen, Selbstverwirklichung oder die Veränderung grundlegender Fehleinschätzungen oder die Ermutigung zu mehr Gemeinschaftsgefühl. Dies ist eine Frage der Strategie und der Philosophie.

- Drittens: Wie erreicht der Psychotherapeut diese Ziele? Das ist eine Frage der Taktiken - und darum geht es in diesem Buch.

Die Frage nach der „Manipulation der Klienten“ betrifft auch weitere Zusammenhänge, die angesprochen werden müssen. Wie soll man dieses Buch benutzen? Ist es ein „Kochbuch“?

Wie soll man dieses Buch benutzen?

Jede Sitzung zur Beratung oder Psychotherapie ist ein Prozess, der sich im Fluss befindet und der aus drei Elementen besteht: Dem Klienten, dem Therapeuten und der Situation. Nun etwas ausführlicher: Der Klient kommt zu einer gegebenen Zeit mit gewissen Problemen in die Sitzung und trifft dort den Therapeuten, der auch aus einer gewissen Zeit mit gewissen Problemen kommt. Idealerweise sind die Probleme des Klienten solche, die er oder sie zu ändern wünscht und der Therapeut kann dabei helfen. Dieses Buch betrifft solche Situationen. Es betrifft nicht Klienten und auch nicht Therapeuten; es betrifft die Beziehung zwischen beiden d.h. die Situation, in der sie sich befinden. Ein Blick auf das Inhaltsverzeichnis macht deutlich, dass wir Situationen ansprechen. Außer für Zwecke des Sprachgebrauchs schreiben wir selten über Klienten die gewisse Probleme „haben“. Therapeuten und Klienten befinden sich in gewissen Situationen, die „gemanagt“ oder „repariert“ werden müssen, je nach dem welcher Begriff gerade in Mode ist. Situationen treten nun mal ein; das Buch konzentriert sich auf die Frage, wie wir mit ihnen umgehen.

Wie schon gesagt, ist dies nicht ein theoretischer Text. Es gibt jede Menge Bücher, die die Theorie der Beratung und der Psychotherapie diskutieren und untersuchen. Dieses Buch ist als Ergänzung gedacht, um Therapeuten zu helfen, gewisse Situationen zu überwinden.

Die „Postmoderne“ hat sich auch in die Psychotherapie und die Beratung eingeschlichen. Wenn sie auch noch lange kein einheitliches System darstellt, so kann ihre Einstellung doch grob so umrissen werden: Klienten haben Lebensgeschichten, denen die Berater und Therapeuten zuhören. Es ist nicht die Aufgabe des Klinikers, der Geschichte des Klienten eine Ordnung oder äußere Struktur aufzudrängen, sondern dem Klienten dabei zu helfen, sich besser auszudrücken und für sich selbst zu entscheiden, ob seine Geschichte das ist, was er will. Unter solchen Voraussetzungen wäre ein Buch über Taktiken überflüssig, denn es setzt stillschweigend voraus, dass die Kliniker sich als „Experten" für die Klienten und ihr Leben aufspielen. In dem Argument steckt eine gewisse Wahrheit und wir wollen niemals diese Art von Kontrolle über jemandes Leben ausüben. Aber so einfach ist die Sache auch wieder nicht. Wir müssen weiter ausholen.

Durch unsere Erfahrungen haben wir festgestellt, dass es nur wenige allgemeingültige Aussagen im Leben gibt, wenn überhaupt. Wenn wir früher schon sagten, „man muss wissen, wann Regeln missachtet werden müssen", dann erfordert das Flexibilität, nicht nur im Leben, sondern auch in der Beratung und Therapie. Die postmoderne Betonung der „gegenseitigen Exploration" ist sicher gelegentlich richtig und lohnend, aber nicht alle Klienten und nicht alle Situationen können so angegangen werden. Manche Klienten erfordern in einigen Situationen seitens des Klinikers eine aktivere, direktive Einstellung. Wenn man eine solche Einstellung nicht wenigstens gelegentlich in Rechnung stellt, würde man theoretische Prämissen höher als klinische Nützlichkeit bewerten. Auch wir als Berater und Therapeuten brauchen Flexibilität. Eine Möglichkeit, eine solche Haltung, wie wir sie in diesem Buch empfehlen, einzunehmen, wäre, den Klienten in folgender Weise anzusprechen:

„Ich bin Experte in Psychologie. Sie sind Experte was Ihre Person anbetrifft. Ich kann nur den Einstieg liefern, Sie müssen den i-Punkt daraufsetzen. Fühlen Sie sich zu jeder Zeit frei, alles, was ich sage, ausführlicher zu formulieren, zu verändern oder zu korrigieren. Ich werde Vermutungen anstellen, wie jeder Mensch das tut, aber in unseren Sitzungen werde ich Ihnen oft meine Vermutungen über Sie und unsere Situation mitteilen, damit ich von

Ihnen eine Reaktion bekomme. Zögern Sie nicht, mit mir zu arbeiten. Wenn Sie das tun, werden wir beide es befriedigender und sehr viel produktiver finden.“

Wir sind davon überzeugt, dass Therapeuten und Berater den Klienten zwar nicht kontrollieren sollten (aber auch hier gibt es, zugegeben nur wenige aber wichtige Ausnahmen für diese Einstellung) aber Therapeuten und Berater sollten sehr wohl immer den Prozess der Beratung und Psychotherapie in der Hand behalten. Wir wünschen uns fachlich ausgebildete und klinisch erfahrene Berater und Psychotherapeuten. Wer eine solche Ausbildung und Supervision erfahren hat und dann so handelt, als wäre eine solche Ausbildung unnötig, tut so als würde er die Annahme gutheißen, dass überhaupt keine Ausbildung nötig wäre. Gelegentlich mag sich der Kliniker ein Handeln wünschen, „als ob“ dies so wäre, aber, wie wir noch besprechen werden, ist dies eine Rolle, in die der Therapeut schlüpft, nicht eine Einstellung, die man beständig beibehält. Fachlich ausgebildete Berater und Therapeuten sind gerade das - nämlich Fachleute, und sie sollten nicht ängstlich sein, auf manchen Gebieten mehr Ausbildung und Fachkenntnisse zu haben als ihre Klienten. Wir können sehr wohl die Kontrolle über den Prozess behalten, ohne die Klienten zu kontrollieren. Nach unserer Meinung ist es genau das, worauf es bei der Ausbildung und Supervision ankommt.

Um zu wiederholen: Dieses Buch ist nicht dazu gedacht, Erfahrung, Ausbildung, Supervision oder eine gründliche theoretische Schulung zu ersetzen. Unsere Absicht ist es, diese Grundlagen zu ergänzen. Es gibt wahrscheinlich mehr Fälle, in denen wir die besprochenen Taktiken nicht anwenden, als solche in denen wir sie anwenden. Es ist aber beruhigend zu wissen, dass es Taktiken gibt, die man zu gewissen Zeiten in gewissen Situationen anwenden kann. Vielleicht kommt man nie in die Lage, einen Schraubenschlüssel zu benutzen, um ein Rad zu wechseln, aber wir können nicht empfehlen, loszufahren, ohne zu wissen, wie man ihn benutzt und wo man ihn findet, falls sich eine solche Situation ergibt. Man kann sogar das Argument vorbringen, dass die postmoderne Vorgehensweise eine Art von Taktik empfiehlt, wenn es auch eine selbstverständliche ist - nämlich zuzuhören und zu unterstützen. Auch wir empfehlen die Anwendung dieser Taktik (s. Kapitel 9, „Ermutigungstaktiken“), nur nicht ständig und nicht in jeder Situation.

2

Differtialdiagnostische Taktiken

Nicht jeder Psychotherapeut hat eine medizinische Ausbildung. Psychologen, klinische Sozialarbeiter und Berater in zunehmender Zahl sind heute in der Kunst und Wissenschaft der Psychotherapie tätig. Auch Therapeuten, die medizinisch vorgebildet sind, haben nicht immer die Tests und Verfahrensweisen zu ihrer Verfügung, um eine vollständige medizinische Bewertung vorzunehmen. Da wir auch in der Medizin zu einer immer größeren Spezialisierung kommen, fühlt sich auch nicht jeder Psychiater bei den erforderlichen Untersuchungen wohl, wenn er mehrere Jahre nur Psychotherapie praktiziert hat.

Ehe wir weiter fortfahren, wird an dieser Stelle eine Unterscheidung hilfreich sein. Jede Beschwerde, die auch eine physische Komponente hat, sollte sorgfältig überprüft werden. Obgleich eine Überweisung an einen Arzt nicht immer angezeigt ist, empfehlen manche Experten ein regelmäßiges jährliches Checkup durch einen Arzt, unabhängig vom Gesundheitszustand der Person. Wenn mehr als ein Jahr seit der letzten ärztlichen Untersuchung vergangen ist, wäre es sicher klug, vor der Therapie vom Klienten eine solche zu verlangen. Auch wenn keine körperlichen Beschwerden vorliegen, wird doch eine hilfreiche Botschaft übermittelt. Es geht darum, dass Klienten als Menschen behandelt werden und nicht nur ihre Symptome, Komplexe oder psychischen Prozesse. Man sorgt sich um sie nicht nur als Klienten, sie werden als Individuen behandelt. Gleichzeitig wird auch eine

Botschaft über die Kompetenz des Therapeuten übermittelt. Psychotherapeuten sind keine Zauberer, sie sind nicht allmächtig und nicht allwissend. Sie sollten auch nicht den Versuch machen, als solche zu erscheinen. Die hier vorgestellten Taktiken sollten mit dieser Warnung im Hinterkopf gelesen werden. Und da ist noch eine zweite Warnung. Die Taktiken werden dazu benutzt, mögliche Probleme zu identifizieren, nicht sie zu diagnostizieren. Therapeuten sollten mögliche Probleme identifizieren können, auch wenn eine Diagnose nicht angebracht ist.

Die Frage

Bei einer Differtialdiagnose stehen Psychotherapeuten oft vor zwei Entscheidungen: Einmal muss man zwischen somatogenen und psychogenen Zuständen unterscheiden. Die zweite betrifft die Unterscheidung von psychologischen Zuständen und medizinischen Zuständen, deren Symptome psychopathologische Zustände imitieren. Bei medizinischem Vorgehen wird meistens für eine Differtialdiagnose eine medizinische Untersuchung empfohlen, aber bei diesem Vorgehen gelingt es oft nicht, bestehende medizinische Zustände zu entdecken. Die Diagnose erfolgt durch Ausschließung. Wenn man Krankenblätter durchsieht, findet man oft Angaben wie: „Kardiovaskuläre Erkrankungen ausgeschlossen." Bei diesem Vorgehen schließt der Arzt - häufig durch Tests - gewisse Zustände aus, die eines der vom Klienten beschriebenen Symptome aufweisen. Nachdem der Arzt körperliche Zustände ausgeschlossen hat, mag er oder sie den Klienten darüber informieren: „Es ist eine reine Nervensache" und ihm dann Sedativa oder Beruhigungsmittel verschreiben. Der Ausschluss solcher Befunde garantiert jedoch nicht, dass körperliche Erkrankungen nicht vorliegen; es sagt nur aus, dass keine gefunden wurden. Folglich ist es möglich, dass der Klient unentdeckte oder nicht diagnostizierte körperliche Erkrankungen hat. Wenn Klienten unter diesen Bedingungen psychotherapiert werden, ergibt das wenig oder keine Besserung. Sie können für einen Zustand therapiert worden sein, den sie nicht haben, während der Zustand, den sie haben, undiagnostiziert und unbehandelt bleibt.

Für Therapeuten, die sich nicht dem medizinischen Modell der Psychotherapie verschrieben haben, hat Adler (1956) ein anderes Vorgehen möglich gemacht - Diagnose auf der Grundlage der Ziele und Zwecke. Grob gesagt, war Adler der Ansicht, dass alles Verhaltens zweck- oder zielgerichtet ist. Da Symptome auch Verhaltensweisen sind, verfolgen sie einen Zweck (Shulman & Mosak, 1967). Er vertrat ferner die Ansicht, dass somatogene Symptome einen körperlichen Zweck verfolgen und psychogene Symptome einen psychologischen oder sozialen Zweck. Beispielsweise kann ein Fieber den Zweck verfolgen, die Abwehrkräfte des Körpers zu mobilisieren und es mag auch ein Zeichen dafür sein, dass irgendeine Krankheit vorliegt. Man braucht nur die Diagnosemethode einer Mutter anschauen, die ihre Hand auf die Stirn des Kindes legt. Fühlt sie sich warm an, braucht das Kind nicht zur Schule zu gehen, wenn kühl, muss das Kind aus dem Bett. Unter Verwendung dieser Hypothese haben Adler (1929/1964a) und Dreikurs (1958, 1962) „die Frage" eingeführt. Wir fragen: „Wenn ich Ihnen eine magische Tablette gäbe (oder einen Zauberstab schwänge), was alle Ihre Symptome sofort und für immer beseitigt, was wäre in Ihrem Leben anders?"[1] Wenn der Klient darauf etwa mit einer Aussage reagiert „Ich hätte nicht dauernd Schmerzen", dann sind die Symptome höchst wahrscheinlich somatogen. Wenn der Klient andererseits antwortet: „Ich würde das Buch schreiben, das ich schon lange schreiben wollte" oder "Ich wäre in der Lage zu heiraten", dann können wir annehmen, dass die Symptome psychogen sind.

Wie es auch auf andere diagnostische Techniken, seien sie nun medizinisch oder psychologisch, zutrifft, ist „die Frage" nicht narrensicher. Es gibt Menschen, die beide Arten von Antworten geben. In diesen Fällen liegen somatische *und* psychologische

---

[1] Adlers Formulierung lautete: „Was wäre in Ihrem Leben anders, wenn Sie nicht diese Probleme hätten"

Komponenten vor. Es gibt z.B. Menschen mit psychologischen Zuständen und somatischen Überlagerungen (z.B. ein Katatoniker, der stundenlang auf einem Strich auf dem Boden steht und ein Ödem in seinen Knöcheln entwickelt.) und es gibt körperliche Zustände mit psychologischen Überlagerungen (z.B. jemand, der nach einem Herzinfarkt aus Ängstlichkeit ständig auf seinen Herzschlag lauscht.). Zwar müssen wir diese Ausnahmen und Vorsichtsmaßnahmen im Auge behalten, aber diese Taktik ist höchst wirkungsvoll (Mosak 1977, 1995). Brown (1995) war in der Lage in mehr als 90% seiner Fälle die somatischen bzw. die psychologischen Zustände korrekt vorherzusagen.

Ein Frau suchte HM auf. Ein kurzes Interview machte deutlich, dass sie schizophren war. Nachdem einige Zeit damit zugebracht worden war, ihre Symptome, die bisherige Behandlung und die Anamnese durchzuführen erwähnte sie plötzlich ganz ungefragt, dass sie schon seit langer Zeit Kopfschmerzen hätte. Als „die Frage" an sie gerichtet wurde, antwortete sie, sie hätte keine Kopfschmerzen. Dies war bezeichnend, ihre Kopfschmerzen waren wahrscheinlich somatisch. Sie wurde an einen Arzt überwiesen, der sie mit der Bemerkung zurückschickte, sie sei schizophren. Sie wurde wieder zu ihrem Arzt geschickt, der ihr versicherte, sie müsse zu einem Psychotherapeuten gehen und sich nicht um ihre Kopfschmerzen sorgen. Dieses Hin und Her spielte sich mehrmals mit verschiedenen Ärzten ab. Schließlich wurde sie zu einem Zahnarzt überwiesen, der sich auf Kopfschmerzen spezialisiert hatte. Der Autor war anwesend, als der Zahnarzt sie an eine Wand stellte, und HM bat, sie anzuschauen. Sie war deutlich „aus dem Gleichgewicht", d.h. ihre rechte Schulter war mehrere Zentimeter höher als ihre linke. Der Zahnarzt meinte, dass ihre Kopfschmerzen von ihrer schiefen Haltung kämen und empfahl ihr Einlagen zu tragen. „Oh, Einlagen habe ich schon," sagte sie ganz aufgeregt. Als sie sie zeigen sollte, nahm sie welche aus dem rechten Schuh heraus. Schon vor Jahren war sie richtig diagnostiziert worden, hatte aber die Einlagen im falschen Schuh getragen.

Der „Sieben“ Subtraktions-Test

Es gibt viele Möglichkeiten, zwischen neurologischen und psychologischen Symptomen zu unterscheiden. Man könnte eine neurologische Untersuchung machen. In der jüngsten Vergangenheit haben Neuropsychologen eine Reihe von Tests für neurologische Defizite erstellt. Viele Psychologen benutzen Zuverlässigkeitstests, die sie in ihrer Ausbildung gelernt haben, wie den Bender-Gestalt-, den Halstead-Reitan- und den Luria-Nebraska-Test. Viele Psychotherapeuten mögen nicht alle ihre Klienten solchen Tests aussetzen, da sie die Kosten und die Zeit scheuen und das Verfahren lästig finden. Ein schnelles Auswahlverfahren war nötig, das Hayman (1942) entwickelte. Der Sieben-Subtraktions-Test war das Produkt einer Zeit, da Psychologen noch nicht komplizierte psychologische Tests zur Verfügung hatten. Man bittet den Klienten bei 100 anzufangen und wiederholt 7 abzuziehen, „bis ganz nach unten“[1]. Wenn man den Klienten den Test dreimal machen lässt, dauert das ganze Verfahren vielleicht fünf Minuten. Wenn auch möglicherweise von mangelnder Aufmerksamkeit und dem Bildungsniveau beeinflusst (Strub & Black, 1993), so ist dies doch ein wirkungsvolles Ausleseverfahren.

Es gibt drei Arten von Fehlern. Typ I ist der gewöhnliche Subtraktionsfehler, wie z.B. 100, 93, 85 .... Er findet sich bei Menschen, die ähnliche Fehler machen, wenn sie über ihrem Bankkonto brüten; oder bei anderen, wie etwa ganz vielen Psychologiestudenten, die einen Kurs Statistik belegen und (manchmal stolz) verkünden: „Ich war in Mathe nie gut.“ Und schließlich bei Menschen, die in einer bestimmten Situation oder chronisch ängstlich sind. Der Fehler des Typs II besteht darin, dass statt 7 eine andere Zahl, etwa 6 oder 10 benutzt und damit die Arbeitsanweisung geändert wird. Die Menschen beharren dabei. Ein ty-

[1] Eine Warnung an jene Psychologen, die behaupten „Ich war nie gut in Mathe“: Geben sie den Klienten nicht die Anweisung “ganz bis 0“. Wenn Sie irrtümlicherweise diese Anweisung geben, kann der Klient verwirrt werden und Sie können die Ergebenisse falsch interpretieren.

pisches Beispiel wäre 100, 93, 85, 76, 66, 56.... Der Fehler-Typ II findet sich oft bei Schizophrenen zusätzlich zu denen mit organischer Pathologie. Kliniker werden sich kaum auf den Fehler-Typ II verlassen müssen, um eine Schizophrenie zu diagnostizieren. Beim Typ III versagt die „Abstimmung". Wir können das am Beispiel des Taschenrechners erläutern. Wenn wir 2 von 5 abziehen wollen, müssen wir erst 5 eintippen, dann das Minuszeichen und dann die 2 und schließlich das Gleichheitszeichen drücken. Der Rechner sollte dann die 3 zeigen. Wenn nun aber der Rechner fehlerhaft ist und beim Drücken der Gleichheitstaste die 5 „verloren" geht, dann wird die 2 von einer unbekannten Größe abgezogen. Folglich können wir nicht wissen, was der Rechner anzeigen wird. Beim Fehler-Typ III A können wir immerhin raten, welche Zahl „verloren" ging: 100, 93, 86, 89, 82 .... Beim Fehler-Typ III B ist der Vorgang unerklärbar, wie etwa bei 100, 93, 78, 49, 22, 0. Beim Fehler-Typ III muss man überlegen, ob man mit einer neurologischen oder neuropsychologischen Untersuchung fortfahren soll, besonders wenn die Fehler in allen drei Versuchen auftreten. Wir lassen drei Versuche machen, um zu sehen, ob die Leistung des Klienten gleich bleibt, sich verbessert oder verschlechtert.

Ein 10 Jare alter Junge wurde zur Beratung gebracht, weil er zu einem „Verhaltensproblem" in der Schule geworden war. Er hatte auf dem Spielplatz ein Mädchen angegriffen und versucht, sie zu erwürgen. Rechnen war sein bestes Schulfach. Als er den Sieben-Subtraktionstest machen sollte, versagte er kläglich und machte viele Fehler des Typs III. Er wurde zu einer neurologischen Untersuchung geschickt und es wurde eine Pathologie des Stirnlappens festgestellt, die sofort mit Medikamenten behandelt wurde. Sein Verhalten verbesserte sich dramatisch. Die Beratung wurde aber fortgesetzt, um ihm dabei zu helfen, seinen Ruf als „schlimmer Junge" in der Schule unter Klassenkameraden und Lehrern wieder loszuwerden.

3

Konfliktlösungstaktiken

Gemäß der Adlerianischen Theorie ist der Mensch ein unteilbares Ganzes (Adler, 1956; Dreikurs, 1953, 1967a). Adler nannte diese Theorie die *Individualpsychologie*, um die holistische Sicht zu betonen, wobei der Ausdruck *Individual* vom Lateinischen *individuum* abgeleitet ist, was „unteilbar" bedeutet. Die klassische psychoanalytische Lehre betrachtet einen Konflikt als intrapsychisch, zwischen dem Es und dem Ich einer Person oder zwischen dem Es und dem Über-ich. Diese Sicht eines intrapsychischen Konflikts entspricht nicht der Adlerschen Theorie (Mosak & LeFevre, 1976). Sie ist eher reduktionistisch als holistisch. Ein Beispiel für das Absichtsvolle oder das Zielgerichtete in einem Konflikt möge die Adlersche Sicht verdeutlichen.
Ein Klient kommt zur Beratung und sagt: „Ich bin in einem Konflikt: Ich habe eine Frau und eine Freundin". Und er fügt hinzu: „Ich liebe beide gleich".
Der Therapeut bemerkt: "Wenn Sie beide in gleicher Weise lieben und wenn Sie sagen, dass Sie sich entscheiden müssen, weil der Konflikt schmerzt, lassen Sie uns mal sehen, wie wir ihn lösen können." Falls der Therapeut die Absicht hinter dem Konflikt nicht erkennt, wird er wahrscheinlich das „Für-und-Wider-Spiel" spielen. Dann listet der Klient das Für und Wider jeder Frau auf. Seine Frau ist loyal, aber seine Freundin ist hübsch. Seine Frau ist gutmütig aber seine Freundin in großartig im Bett. Er liebt seine Familie und wenn er wegginge, würde das seine Kinder schmer-

zen, aber wenn er seine Freundin aufgäbe, würde sie Selbstmord machen. Nach einiger Zeit wird das wahre Wesen des „Für-und-Wider-Spiels“ deutlich. Der Klient ist ein Profi darin, wider den Therapeuten (und sich selbst) zu sein. Auch nach weiteren Sitzungen ist er immer noch zu keiner Entscheidung gekommen. Dadurch dass der Klient keine Entscheidung trifft, gelingt es ihm weiterhin, seine Frau *und* seine Geliebte zu behalten. Und nicht nur das. Er sieht sogar ganz „edel“ aus, denn er leidet ja entsetzlich an diesem schmerzlichen Prozess. Der Konflikt ist der Preis, den er unbewusst für das Privileg zu zahlen bereit ist, zwei Frauen zu haben.

Mosak und Shulman (1974) haben Einsicht definiert als „sinnvolle Erfahrung, die zu einer Veränderung der Wahrnehmung und zu einer Veränderung der Bewegungslinie führt.“ Mit anderen Worten, ein Klient, der Einsicht gewinnt, nimmt Dinge nicht nur anders wahr, sondern handelt (bewegt sich durch das Leben) auf andere Weise. In einer holistischen Psychologie wird jede Unterscheidung zwischen intellektueller und emotionaler Einsicht überflüssig. Wenn ein Klient auf dieser Unterscheidung besteht - „Mein Kopf sagt mir das eine, aber mein Herz etwas anderes“ oder „Ich fühle es in meinem Kopf, aber nicht in meinem Bauch“ - dann zeigt er von einem holistischen Standpunkt aus nur, dass er nicht die Absicht hat, sich zu bewegen. Solche Klienten wollen im „toten Punkt“ bleiben. Adler hat (1956) gesagt, dass man nur der Bewegung vertrauen darf (S. 330). Wenn man sich nicht bewegt, ist es unbedeutend, was man weiß. Der Klient wird immer noch im „toten Punkt“ bleiben. Dies wird deutlich in der Geschichte vom Jungen und seinem Vater, die beim Spaziergang auf der Straße einem knurrenden Hund begegnen. Der Vater sagt zum Jungen: „Mach Dir keine Sorgen, der Hund wird nicht beißen. Jeder weiß, dass bellende Hunde nicht beißen.“ Worauf der Junge sich hinter seinem Vater versteckt und sagt: “Ich weiß das, und du weißt das, aber weiß das auch der Hund?“ Man könnte vielleicht sagen, dass der Junge sich in einem Konflikt zwischen seiner emotionalen und intellektuellen Einsicht befand - im „Kopf“

wusste er das eine, fühlte aber im „Bauch“ etwas anderes. Ein Adlerianer würde sagen: „Vertraue seinem Verhalten.“ Der Junge verkroch sich hinter dem Vater. Mit Worten spielte der Junge ein gutes Spiel (wie es viele Klienten in der Therapie tun), um seinem Vater zu gefallen, aber sein Tun entsprach seinen eigentlichen Absichten.

Am „toten Punkt“ zu bleiben, hat gewisse Vorteile oder zahlt sich aus, wie es in der Transaktionsterminologie (Berne, 1964) heißt. Wir zählen hier einige auf:

1. Wenn ein Klient recht haben will, so kann er durch das Verbleiben im „toten Punkt“ sicherstellen, dass er nie Unrecht hat. Leiden ist allerdings der Preis, den er für diese Sicherheit zahlen muss. Zu einem Konflikt gehört immer das Gefühl eines subjektiven Leidens oder Schmerzes, bei einer Entscheidung ist das nicht der Fall. Menschen müssen ständig schwere Entscheidungen treffen, das bedeutet nicht Konflikte.
2. Oft werden andere Menschen gezwungen, Entscheidungen zu treffen und möglicherweise sogar die Verantwortung zu übernehmen.
3. Klienten können entsprechend ihrem Lebensstil in Bewegung bleiben, besonders wenn sie Opfer oder Märtyrer sind (Mosak, 1971)
4. Manche beschwören einen Konflikt herauf, um ein Risiko zu vermeiden. „Vorsicht ist die ‘Mutter der Weisheit’“ oder „nichts gewagt, nichts verloren“ sind ihre Mottos.
5. Klienten erzeugen gelegentlich Konflikte, weil sie dadurch alles bekommen, was sie sich wünschen, wie in dem genannten Beispiel von der Frau und der Freundin. In diesen Fällen ist es ein Konflikt *zwischen* a und b, aber es ist ein Trick, a *und* b zu bekommen.

Wenn jemand wegen gewisser Ziele Konflikte erzeugt, wie kann ein solcher Mensch vom „toten Punkt“ wegbewegt werden? Im Folgenden werden Möglichkeiten aufgezeigt.

Das Spiel der Wahrscheinlichkeiten

Dieses Spiel beruht auf der Vorstellung, dass Menschen sich in jene Richtung bewegen, die ihre Erwartungen bestätigen oder was Merton (1948) „Sich-selbst-erfüllende-Prophezeiungen" nennt. Man weist den Klienten an, die Wahrscheinlichkeit vorherzusagen, mit der eine bestimmte Entscheidung irgendwann in der Zukunft getroffen sein wird. Die Anweisungen haben etwa folgenden Wortlaut: „Wenn ich Sie - sagen wir in einem Jahr - auf der Straße treffe, wie wahrscheinlich - auf der Basis von 100 - ist es, dass Sie zu Ihrer Frau zurückgekehrt sein werden und die andere Frau nicht mehr sehen?"[1] Es ist wichtig, dass man „auf der Straße" sagt, um dem Klienten die Erwartung eines Fortschritts zu vermitteln. Wenn man sagen würde „in einem Jahr hier bei mir in der Praxis", könnte der iatrogene Eindruck entstehen, dass man erwartet, der Klient würde diese ganze Zeit noch in der Therapie sein. Die Antwort des Klienten offenbart dann, in welche Richtung er sich zu bewegen beabsichtigt. Wenn der Klient antwortet, dass in einem Jahr die Wahrscheinlichkeit, dass er zu seiner Frau zurückgekehrt sein wird 75 : 25 steht, dann bekommt der Therapeut eine Ahnung von der unbewussten Absicht des Klienten.

Im weiteren Verlauf geht es jetzt darum, herauszufinden, wie lange der Klient mit der Entscheidung warten wird. Das kann dadurch geschehen, dass man den Zeitrahmen ändert. „Okay, und wie wären die Chancen in sechs Monaten?" Worauf der Klient antwortet: „Na, 60 : 40". „Und wie sind die Chancen, dass Sie zu Ihrer Frau in drei Monaten zurückkehren?" Die Antwort ist dann: „50 :50" Da ist wieder der „tote Punkt". In diesem Fall kann der Therapeut darauf reagieren, indem er sagt: „Warum machen Sie sich selbst verrückt. Wenigstens drei Monate lang haben Sie nicht die Absicht, zu Ihrer Frau zurückzukehren. Warum lassen Sie es sich nicht gut gehen, und wenn Sie nach drei Monaten immer noch der gleichen Ansicht sind, können Sie den Prozess der

[1] Die Zeit sollte im Verhältnis zur Situation genannt werden.

Rückkehr zu Ihrer Frau anfangen." Oft versteht der Klient die Bedeutung der Wahrscheinlichkeitsangaben und kann dann diese plötzlich ändern oder eine andere Entscheidung treffen, zum Beispiel: „Wenn das so ist, könnte ich auch gleich zu meiner Frau zurückkehren."

Auf diese Weise hat der Therapeut dem Klienten seine Absichten erkennen lassen und die therapeutischen Bemühungen können sich auf andere Dinge richten und vom „Konflikt" des Klienten wegkommen. Man kann darüber reden, wie die Entscheidung in die Praxis umgesetzt werden kann, oder über die Ängste des Klienten oder über die Bewegung des Lebensstils, immer Hindernisse aufzurichten oder Konflikte zu erzeugen.

Wenn der Klient antwortet, dass die Chancen 50 : 50 stehen, kann das jemanden, der sich in Statistiken auskennt, zu der Annahme verführen, dass bei 50 : 50 die Chancen gleich stehen. Das trifft für die Statistik zu aber nicht für die klinische Praxis. In der Therapie bedeutet 50 : 50: „Ich werden Ihnen die Wahrscheinlichkeit nicht sagen, denn dann werde ich meine wahren Absichten erkennen und dazu bin ich noch nicht bereit." Auf „50 : 50" kann der Therapeut antworten: „Außer einer Vakuumwaage im Physiklaboratorium gibt es nichts das genau 50 : 50 ist. Entweder ist es 49 : 51 oder 51 : 49." Wenn er in dieser Weise bedrängt wird, antwortet der Klient oft 70 : 30 oder etwas ähnliches, womit er offenbart, dass er irgendwo in seinem Inneren seine wahren Absichten kennt, sie aber nicht kennen oder nicht nach ihnen handeln will. Sogar eine 51 : 49 Antwort zeigt an, in welche Richtung der Klient neigt. Mosak und Maniacci (1995) bieten das Beispiel eines klinischen Falles, bei dem diese Taktik bei einem Klienten verwendet wurde.

Die Technik des leeren Stuhls

Zwar wird diese Technik oft als eine Gestalt-Technik angesehen (Greenberg, 1979), es ist aber Shoobs (1946), ein Adlerianer, der sie als erster in der Literatur beschrieben hat. Man sollte sich durch die Einfachheit nicht täuschen lassen, die Technik ist sehr wirkungsvoll. Dem Klienten werden zwei leere Stühle gezeigt, und er erhält die Anweisung, abwechselnd auf einem der Stühle zu sitzen und das Für und Wider einer bevorstehenden Entscheidung zu diskutieren, wobei der eine Stuhl das Für und der andere das Wider darstellt. Es wird ihm auch gesagt, über die Gefühle zu sprechen, die mit den Argumenten auf den jeweiligen Stühlen verbunden sind. Auf diese Weise kommt der Klient zu einer Entscheiden, indem er auf die vorgebrachten Argumente und Gefühle hört. Der Stuhl, auf dem der Klient am Ende der Diskussion sitzt, spiegelt diese Entscheidung wider. Manchmal geschieht es, dass der Klient, nachdem er die Anweisungen erhalten hat, sich weigert, weiterzumachen und sagt: „Aber ich weiß doch, was ich tun werde.“ Damit hat er offenbart, dass er weiß, wie der Konflikt zu lösen ist. In anderen Fällen kommt es zu einer Entscheidung, aber der Klient sitzt auf dem „falschen“ Stuhl für diese Entscheidung. Auch jetzt sollte der Therapeut sich an Adlers Worte über die Bewegung erinnern und sich auf die nonverbale Bewegung des Klienten verlassen, d.h. schauen, wie der Klient sich „bewegt“. Der Stuhl, auf dem er sitzt, zeigt an, in welche Richtung der Klient sich zu bewegen beabsichtigt. Ein schizophrener Klient erklärte das auf folgende Weise: „Wie Adler schon sagte, bei Verstopfung, 'sollte man nur der Bewegung vertrauen!'“

In einem Beratungszentrum kam einmal eine Klientin zu ihrem Therapeuten mit einem „Konflikt“. Sie konnte sich nicht entscheiden, ob sie Klavier bei einem professionellen Lehrer lernen (wie ihre Mutter das wünschte) oder für sich allein weiter üben sollte. Obgleich sie recht gut sei, würde sie nie „vollkommen“ nach den Maßstäben ihrer Mutter werden. Dies war für den Lebensstil der Klientin typisch, die ständig „zerrissen“ war zwischen ihrer eigenen nonkonformistischen Verhaltensweise und dem Wunsch „gefällig“ zu sein, sowohl ihrer Mutter gegenüber wie auch der „Gesellschaft“ im allgemeinen. Ihr wurden zwei Stühle hingestellt und sie erhielt die Anweisung, dass der eine für das Stundennehmen stand (d.h. konform sein) und der andere für das Üben allein (d.h. rebellieren). Die Klientin war ein Typ der rationalisierte. Eine Frage hatte für sie immer drei Seiten und jede drei Wahlmöglichkeiten (Mosak & Shulman, 1966), *aber sie bewegte sich selten.* Sie redete sehr geschickt. Zehn Minuten lang schweifte sie in philosophische Seitenthemen ab und bewegte sich dabei, wenn auch zögerlich von einem Stuhl zum anderen, bis es ihr gelang, in Verwirrung zu enden, erfolgreich das Problem zu vernebeln und einer Entscheidung auszuweichen - so dachte sie jedenfalls. Am Schluß saß sie auf dem Stuhl „keine Unterrichtsstunden". Das entsprach den Tatsachen und so verhielt sie sich schließlich auch. Die Arbeit mit der Klientin drehte sich um ihre Fähigkeit, Dinge kompliziert zu machen und Rationalisierung als ein Sicherungsverfahren zu benutzen. (Adler, 1956; Creder, 1936; Mosak 1995). Der leere Stuhl zeigte auf dramatische Weise, die Tendenz der Klientin, Dinge zu komplizieren und Probleme zu vernebeln.

Diese Technik kann auch dazu benutzt werden, ungeklärte Themen („unfinished business") zu bearbeiten, auch wenn es sich um abwesende oder tote Personen handelt. Der Therapeut kann sich auch auf einen der Stühle setzen und mit einer traditionellen Technik des Rollenspiels beginnen (Corsini, 1966; Starr, 1977). In jedem Fall kann die Technik des leeren Stuhls als Ausgangspunkt für eines der anderen Verfahren nützlich sein. Wenn sie in der im Beispiel gezeigten Form benutzt wird, demonstriert sie in dramatischer Weise die alte Redewendung „man kann nicht mit einem Hintern auf zwei Stühlen sitzen." Sie erinnert den Psychotherapeuten auch daran, dass nicht die Theorie sondern das Handeln zählt (Herzt, 1958, 1:7). Oder, wie der Apostel Jakobus es ausdrückt: „Seid aber Täter des Wortes und nicht nur Hörer." (Jak. 1:22)

Die Lösung des double-bind

Bateson, Jackson, Haley und Weakland (1956) beschrieben *double-bind* als eine Situation, in der ein Mensch eine Kommunikation mit zwei sich widersprechenden Inhalten erhält. Dies führt zu Desorientierung, Verwirrung und Störung. Andere Therapeuten sehen das als das Problem des geringeren von zwei Übeln, wobei jede Wahl zwischen beiden schwierig oder unangenehm ist. Beecher und Beecher (1966/1971) diskutieren Adlers Formulierung dieses Konzepts und beschreiben *double-bind* als den Versuch eines Menschen „zwei Kaninchen gleichzeitig zu jagen und keines zu fangen" (S. 73). Sie bezeichnen den Konflikt des Menschen der *double-bind* erlebt als ein in ihm selbst angelegtes Bemühen, *zwei Herren* zu gefallen (S. 73). Eine solche Einstellung anderen gegenüber beruht auf einem Minderwertigkeitsgefühl und zeigt, dass der Klient sich mehr mit sich als mit der zu erledigenden Aufgabe beschäftigt. Der Mensch kann dem *double-bind* entgehen, indem er sich auf das konzentriert, was zu tun ist und nicht darauf, wie er der Autorität gehorchen kann. Aufgabenorientierung sollte vorherrschen und nicht die Beschäftigung mit sich selbst.

Da ist die Geschichte von einem Insekt, das einen Tausendfüßler trifft und ihm zu seiner Koordination und wunderbaren Fähigkeit, seine 1000 Beine zu bewegen, Komplimente macht. Dann fragt er den Tausendfüßler: „Sagen Sie mir, Herr Tausendfüßler, bewegt sich das 57. Bein vor dem 32. oder nachher?" Der Tausendfüßler blieb erschrocken stehen und konnte kein Bein mehr bewegen. Die Moral von der Geschichte ist einfach, „wer auf das schaut, was er tut, stört sein eigenes Tun." Die gleiche Moral zeigt sich auch, wenn man Schreibmaschine schreiben oder Klavier spielen oder Auto fahren lernt.

Die therapeutische Lösung aus dem *double-bind* erfolgt nach den gleichen Prinzipien. Der Klient kommt zum Therapeuten und sagt. „Ich kann mich aus diesem Problem nicht lösen, weil ich keine der Möglichkeiten leiden mag". Es scheint, dass man sich zwischen zwei Mühlsteinen befindet oder zwischen Szylla und Charybdis. Wieder ist eine Unbeweglichkeit erreicht, die eine Reihe persönlicher Vorteile liefern kann. Hier ist ein Beispiel:

Eine Mutter erzählt dem Therapeuten, dass ihre Tochter das Klassenziel nicht erreicht hat, und - wie in Amerika möglich - durch die Teilnahme an einem Ferienkurs den versäumten Stoff nachholen muss. Die Mutter meint: „Das Kind ist doch das ganze Jahr in der Schule und soll jetzt auch noch in den Ferien einen Kurs besuchen, wo doch alle anderen Kinder sich in einem Sommerlager vergnügen. Wenn ich sie zum Kurs schicke, habe ich ein schlechtes Gewissen, weil ich sie um ihre Erholung und ihre Ferien betrüge. Wenn ich sie andererseits nicht in das Sommerlager gehen lasse, wird sie am Schuljahresbeginn die Prüfung nicht bestehen, muss die Klasse wiederholen und wird nicht mehr mit ihren Freundinnen zusammensein. Auch dann habe ich ein schlechtes Gewissen." Wie sie sich auch entscheidet, sie fühlt sich immer schuldig. Man könnte das *Für-* und *Wider-Spiel* mit ihr spielen, aber sie würde immer für beide Seiten Argumente vorbringen. Sie würde am „toten Punkt" stehen bleiben, wenn es das ist, was sie unbewusst will.

Der Therapeut könnte sie aus dem *double-bind* lösen: „Sie sagen, dass Sie sich in jedem Fall schuldig fühlen. Es geht also nicht darum, ob Ihre Tochter in ein Ferienlager gehen soll, sondern in welcher Form Sie sich gern schuldig fühlen möchten." Statt sich darauf zu konzentrieren, ihr die Schuldgefühle zu nehmen oder eine Entscheidung für sie zu treffen, formt der Therapeut die Situation in einer Weise um, dass eine Lösung möglich erscheint, wenn - wie in diesem Falle - die Schuldgefühle als gegeben akzeptiert werden. Zugegebenermaßen sind beide Wahlmöglichkeiten unangenehm, welche würde die Klientin vorziehen?

Ein junger schizophrener Klient kam mit einem ähnlichen Problem zum Therapeuten. Das Erntedankfest stand bevor (in Amerika ein großer Feiertag) und er hatte zwei Möglichkeiten, von denen er keine mochte. Er konnte entweder mit seiner Mutter und seinem Stiefvater einen Familienbesuch machen, dadurch würde er sich wahrscheinlich sehr gestresst fühlen und Halluzinationen bekommen. Oder er konnte allein zu Hause bleiben, die Stressituationen vermeiden, aber er würde sich dann einsam und verlassen fühlen und depressiv werden. „Die fehlende Anregung wird bei Ihnen wahrscheinlich auch Halluzinationen erzeugen“, warf der Therapeut ein. Die Möglichkeit einer Lösung aus dem *double-bind* wurde ihm vorgeschlagen: Wo würde er lieber Halluzinationen haben, zu Hause allein oder beim Besuch der Familie? Er wollte lieber zum Besuch gehen und es wurden dann Strategien durchgesprochen, wie er mit den Symptomen in einer möglichst unauffälligen Weise fertig werden könnte.

Derartige Lösungen des *double-bind* wie auch andere Techniken zur Konfliktlösung sparen dem Therapeuten beträchtliche Zeit und lindern auch die Unannehmlichkeiten für den Klienten. Was an Energie und Zeit gespart wird, kann produktiver auf andere Dinge verwendet werden.

„Kopf oder Adler“

Eine Münze zu werfen, sollte so selbstverständlich sein, dass man es hier nicht zu erwähnen brauchte, aber wie man es genau macht, ist nicht so offensichtlich, wie man denkt. Wenn Menschen sich in einem Konflikt befinden, dann zögern sie, sich zu bewegen oder wenigstens, ihre Entscheidung öffentlich zu zeigen, und das so sehr, dass sie es nicht einmal sich selbst voll oder ganz klar eingestehen. Um eine Absicht festzustellen oder über eine Bewegung Klarheit zu gewinnen, ist das Werfen einer Münze ein guter Test. Das sieht dann so aus: Eine Frau ist unentschlossen und befindet sich im Konflikt, ob sie eine angebotene Arbeit annehmen soll. In ihrer gegenwärtigen Anstellung fühlt sie sich wohl, würde aber auch gern eine anspruchsvollere Arbeit tun. Die neue Arbeitsstelle würde genau das bieten, und hierin liegt ein Teil des Problems. Sie ist nicht davon überzeugt, dass sie den Anforderungen entspricht. Solange die Dinge im Fluss sind, hat sie beides - eine sichere Anstellung mit regelmäßigem Lohn und bekannten Anforderungen, aber auch die aufregende Situation, dass sie weiß, dass jemand sie gern anstellen will und ihr etwas zutraut. Sie sieht sich wie Hamlet, der weiß, „dass wir die Übel, die wir haben, lieber ertragen, als zu unbekannten fliehen".

Indem man eine Münze wirft, kann die Entscheidung deutlicher werden. Der Schleier, der die Absichten der Frau verdeckt, kann gehoben werden. Die Seiten der Münze bedeuten ganz willkürlich die beiden Möglichkeiten: Kopf bedeutet Beibehalten der alten Arbeitsstelle; Adler bedeutet, den neuen Job annehmen. Die Münze wird geworfen, man fordert von ihr zwei Antworten. Ehe sie sieht, welche Seite oben liegt, fragt man sie, welche Seite sie *denkt*, dass oben liegt. Nachdem man ihr die Münze zeigt, fragt man sie nach ihrer unmittelbaren Reaktion.

Die Antwort auf die erste Frage offenbart ihre Absichten: „Adler - ich wette, es ist Adler und ich muss den neuen Job annehmen." Sie neigt dazu, den neuen Job zu nehmen. Wenn man sie bei der zweiten Frage genau beobachtet und ihre unmittelbare Reaktion erbittet, nachdem sie sieht, welche Seite oben liegt, kann man weitere Bestätigungen erhalten. „"Richtig - Adler." Sie sieht erleichtert aus. „Was ist Ihre erste Reaktion, wenn Sie das sagen?" Normalerweise wird sie von Erleichterung sprechen. Wenn sie innerlich die betreffende Seite der Münze eigentlich nicht sehen wollte, wird sie wahrscheinlich „Ach, nein!" oder etwas Ähnliches sagen.

Wenn beide Möglichkeiten von ihr genau gleich gewichtet werden, würde kein Problem darin bestehen, den Wurf der Münze zu akzeptieren. Das Problem wäre gelöst. Wenn die Absichten der Frau aber in eine der beiden Richtungen ginge, würde sich das durch ihre unmittelbare Reaktion auf den Wurf zeigen. Entweder wäre sie erleichtert, dass ihre „geheimen Absichten" bestätigt wurden, oder sie würde in irgendeiner Weise Missfallen äußern, dass sie nicht die gewünschte Antwort erhalten hat.

4

Mit den Augen des anderen sehen

Adler (1956) charakterisierte Einfühlung als die Fähigkeit, „mit den Augen des anderen zu sehen, mit den Ohren des anderen zu hören und mit dem Herzen des anderen zu fühlen“ (S. 135). Die Fähigkeit zu einer solchen Perspektive bedeutet, dass man den gesunden Menschenverstand zu gebrauchen weiß, dass man also eine eigene private Logik, die man über sich, die anderen und die Welt entwickelt hat, aufgeben und statt dessen einen Standpunkt einnehmen kann, der von Gemeinschaftsgefühl und Zusammenarbeit mit anderen gekennzeichnet ist (Ansbacher 1965; Mosak, 1991).

Die Fähigkeit, die Perspektive eines anderen anzunehmen, ist entscheidend. Therapie ist als ein Vorgang bezeichnet worden, bei dem der Klient schrittweise die weniger starre sondern flexiblere Lebenseinstellung des Therapeuten übernimmt (Mahoney, 1980). Mosak schrieb (1950) „Halb im Spaß hat dieser Autor einmal zwischen der non-direktiven und der direktiven Therapie unterschieden, indem die erste den Klienten dazu bringt, die eigenen Rationalisierungen zu akzeptieren und letztere von ihm erwartet, dass er die Rationalisierungen des Therapeuten akzeptiert.“ (S. 18). Wenn es gelingt, den Klienten dazu zu bringen, den Standpunkt irgendeiner anderen Person einzunehmen, sei es nun durch Rollenspiel (Corsini, 1966; Starr, 1977) oder eine andere Technik, so kann das sehr vorteilhaft sein. Ein Beispiel dafür ist der Klient, der im Alter von 36 Jahren Todesängste erlebte. Die

Litanei seiner Beschwerden mündete immer in einem Selbstbedauern. „“Ich hatte keinen Vater - er starb im Alter von 36, alle Kinder hatten Väter, die mit ihnen etwas unternahmen und ich hatte keinen. Sie taten das, was Väter mit Söhnen tun.“ Er forderte Sympathie, worauf der Therapeut antwortete, „Ich habe nicht den Eindruck, dass Sie zu bedauern sind - ich bedauere Ihren Vater. Er wurde nur 36 Jahre alt und hat nicht erlebt, wie seine Kinder aufwachsen. Sie werden Ihre Kinder aufwachsen sehen, was Ihr Vater nie erfahren hat. Wenn ich mit jemandem Mitleid empfinden soll, dann mit Ihrem Vater und nicht mit Ihnen.“ Der Klient brach in Tränen aus und sagte: „Daran habe ich nie gedacht. Da geht es mir ja doch gut.“ In der Folge hatte er mehr Mitleid mit seinem Vater als mit sich selbst. Er spielte die Rolle des Bedauernswerten nie mehr.

Die Gottähnliche-Maßstäbe-Taktik

Die Arroganz einiger Klienten kann unheimlich hoch sein. Adler hat schon darauf hingewiesen, dass Minderwertigkeit und Überlegenheit die zwei Seiten der gleichen Münze sind, wobei man mit der zweiten nur die erste kompensiert. Ein Geistlicher erzählte seinem Therapeuten, dass er eine Sünde begangen hätte, die es ihm unmöglich mache, sein Amt weiter auszuüben. Der Therapeut fragte ihn, ob es in seiner Theologie eine Erlösung für Sünder gäbe. „Natürlich“, sagte er. „Bedeutet dies, dass Gott Ihnen vergeben könnte?“ „Ja, aber *ich* kann mir nicht vergeben.“ „Ist es nicht traurig, dass Gottes Maßstäbe so niedrig sind? ER würde jedem vergeben, aber Ihre Maßstäbe sind viel höher.“

Eines Tages benutzte ein Geistlicher den Therapeuten als seinen Beichtvater. Vom Verhalten her war der Mann ein Heiliger; er beklagte sich aber über seine Triebe, Neigungen und Versuchungen, obgleich er ihnen nie nachgab. Am Schluss fasste er zusammen: „Wir müssen der Sache ins Auge sehen; mein ganzes Leben besteht aus einem Kampf mit dem Teufel.“ Er saß dann da und erwartete offensichtlich ein negatives Urteil vom Therapeuten, der aber nur sagte: „Wenn Jesus davon nicht verschont blieb, dann sollte das auch Ihnen recht sein.“ Er lachte so sehr, dass er von seinem Stuhl fiel (Mosak, 1987b).

Eine Variante dieser Taktik legen Mosak und Maniacci (1995) mit einem Fall vor, wo der Klient das Gefühl hatte, dass jeder ihn gern haben müsse. Wenn er von jemandem abgelehnt wurde, war das eine Katastrophe. Da der Klient religiös eingestellt war, konnte man seine Maßstäbe ins richtige Verhältnis setzen. „Nicht jeder liebt Gott immer. Wenn man sich gelegentlich von Gott abwendet, kann das dann nicht auch bei Ihnen möglich sein?“ Auch er bekam über die Absurdität seiner Erwartung einen Lachanfall. Besonders wirkungsvoll ist diese Taktik mit Menschen, die gefallen wollen (vgl. Hart, 1977; Mosak 1971).

Eine solche Taktik setzt die unrealistischen und folglich unerreichbaren Ziele des Klienten in ein richtiges Verhältnis. Einsehen, dass man solche Ziele verfolgt und dann immer noch an ihnen festhalten, werden die meisten Klienten nicht wollen.

Etwas unerledigt lassen

Diese Technik kann zwar für eine Reihe von Klienten in unterschiedlichen Situationen angewandt werden, eignet sich aber besonders für Menschen mit einem Zwangscharakter. Die zwangsneurotische Frau, die in der Nacht um 2 Uhr aufsteht, um die Decke ihres Zimmers zu reinigen, möchte, dass der Therapeut ihr zustimmt, dass Sauberkeit sehr wichtig ist. Der Therapeut könnte darauf antworten, dass ihre Zielvorstellung sinnlos ist. „Wieviel Zeit Sie auch darauf verwenden, wieviel Sie auch arbeiten, an dem Tage, da Sie sterben werden, wird immer noch unerledigte Arbeit übrig sein. Wie wäre es wenn Sie beschließen, was Sie unerledigt lassen wollen, wenn Sie morgen sterben müssten. Den Rest können Sie ja dann machen.“ Auf diese Weise wird die Klientin ermutigt, sich selbst zu entlasten und ihre Arbeitslast zu mindern.

In einer ähnlichen Situation benutzte der Therapeut diese Taktik mit einem, der Gefallen-wollen als Priorität hatte. Der junge Mann fürchtete, allen jenen zu missfallen, die er als Autorität sah. Man fragte ihn dann, bei wem er bei seinem Tode noch immer nicht Gefallen gefunden haben würde. Er reagierte mit einem Lachen und nannte seinen Vater, worauf der Therapeut antwortete: „Warum fangen Sie nicht gleich jetzt an? Da Sie sowieso bei ihm nie Gefallen finden werden, könnten Sie doch jeden Versuch gleich heute aufgeben, oder?“ Das war ein Wendepunkt in seiner Therapie und in dem Verhältnis mit seinem Vater.

Hierarchie der Werte

Eine einfache Methode die Dinge richtig in den Blick zu bekommen, besteht darin, die Klienten zu bitten, eine Liste der für sie mit einem Wert besetzten Dinge in absteigender Reihenfolge aufzustellen. Was oben auf der Liste steht, hat den höchsten Wert, was unten steht, den geringsten. Eine solche Liste könnte etwa so aussehen:

Liste der Werte von John D.

1. Gesundheit
2. Familie (Frau und Kinder)
3. Karriere
4. Geld
5. Freunde
6. Heim
7. Sex
8. Erziehung, Bildung
9. Politik
10. Erscheinungsbild
11. Gemeinschaft
12. Religion

Ein kurzer Blick auf die Liste zeigt, worauf John bewusst den größten Wert legt. Seine Gesundheit und seine Familie haben die erste Priorität, aber für ihn sind Karriere und Geld auch sehr wichtig. Dinge, die ihm die meisten Probleme bereiten, sind die vier oder fünf ersten Punkte. Sex, Bildung und Religion sind von geringerer Bedeutung. Es ist offensichtlich, dass diese Bereiche, - obgleich sie von gewisser Bedeutung sind, denn sie finden sich auf seiner Liste -, nicht viel von seiner Zeit beanspruchen. Er wird nicht gern hart ihretwegen kämpfen und sich kaum mehr als minimale Sorgen machen. Die Zeit des Therapeuten, besonders wenn es sich um eine Kurztherapie handelt, wird sich also am nutzbringendsten auf jene Fragen konzentrieren, die für den Klienten die meiste Relevanz und Bedeutung haben. Durch die Liste gewinnt nicht nur der Therapeut ein gutes Verständnis der Werte, sondern der Klient bekommt auch Gelegenheit, selbst diese Dinge zu überprüfen und sich ihretwegen Fragen zu stellen.

Sherman und Fredman (1986) beschreiben eine nützliche Erweiterung dieser Taktik für die Ehepaar- und Familientherapie. Jedes Mitglied wird gebeten, eine Liste aufzustellen, und diese Listen werden dann verglichen. Wenn der Vater z.B. Karriere oben auf der Liste stehen hat, diese aber bei der Mutter oder einem anderen Familienmitglied keineswegs einen herausgehobenen Platz hat, dann zeigt sich hierin die Möglichkeit für einen Konflikt. Er wird viel Zeit und Energie in etwas investieren, das die anderen in seiner Familie nicht so hoch bewerten. Wenn die Listen des Mannes und der Frau stark von einander abweichen, sind die Aussichten auf Konflikte wieder sehr groß. Wenn sie die Familie an die erste Stelle setzt und Sex an die achte, und er Sex an die zweite und Familie an die sechste, kann man schon einige der Klagen, die von beiden vorgebracht werden, vorhersagen. Die therapeutische Arbeit kann sich darauf richten, Kompromisse zu erreichen, Verträge zu schließen, Verhandlungen aufzunehmen und eine Lösung für die Unstimmigkeiten zu finden - falls die Klarstellung und das Bewusstsein allein nicht genügt, um Spannungen abzubauen.

Sherman und Fredman (1986) fügen noch hinzu, dass man die Paare auch bitten kann, eine Liste für die Werte des Ehepartners aufzustellen, was sehr erhellend sein kann. Auf diese Weise werden nicht nur die Werte des einzelnen erkannt, sondern die Paare bekommen die Gelegenheit, die eigene Wahrnehmung der Prioritäten des Partners zu testen.

Zum Beispiel:

Meine Werte (Mann)	**Die meiner Frau**	**Meine Werte** (Frau)	**Die meines Mannes**
Familie	Familie	Familie	Sex
Sex	Bildung	Karriere	Karriere
Karriere	Religion	Gesundheit	Gesundheit
Gesundheit	Gemeinschaft	Sex	Familie
Freunde	Karriere	Bildung	Freunde
Bildung	Unterhaltung	Gemeinschaft	Sport

Es ist sofort klar, dass die Werteauflistung des Ehepaars einige deutliche Unterschiede aufweist. Sie sieht ihren Mann als jemand, der hauptsächlich mit sich selbst beschäftigt ist - Sex, Karriere und Gesundheit stehen nach ihrer Meinung auf seiner Liste obenan.

Wenn er die Familie so hoch bewerte, wie er es behauptet, wie kann dann seine Frau das bei ihm so weit untcn ansetzen? Sie berichtet, dass Erziehung für sie verhältnismäßig unwichtig ist; er meint aber, dass sie großen Wert darauf legt. Kann es sein, dass sie noch in der Ausbildung ist und er sich vernachlässigt fühlt? Er legt Wert auf Freunde und sie erkennt das an, aber Freunde fehlen völlig auf ihrer Liste und auch ihr Mann hat sie bei ihr nicht aufgeführt. Ist sie „geschäftig und einsam“ und hat vielleicht das Gefühl, dass sie von ihm nicht genug Unterstützung bekommt? Dies sind nur einige der Vermutung, die man aus den Listen ablesen kann. Fortschritte kann man feststellen, indem man auf neuen Listen Veränderungen oder wahrgenommene Veränderungen markiert.

Pew und Pew (1972) verwenden eine ähnliche Technik. Sie bitten jeden Partner in Gegenwart des anderen, sich selbst (oder dem Partner) Zensuren für sieben Gebiete zu erteilen:

1. Beruf und Arbeit
2. Liebe und Ehe
3. Freundschaft
4. Umgang mit sich selbst
5. Sinn des Lebens
6. Muse und Freizeit
7. Elternschaft

Die ersten drei sind Adlers Lebensaufgaben (Adler, 1956; Dreikurs & Mosak 1966); die nächsten zwei sind jeweils von Dreikurs und Mosak (Dreikurs & Mosak, 1967, Mosak & Dreikurs, 1967) hinzugefügt worden.

Nachdem die Ehepartner sich selbst Zensuren erteilt haben, fragt man sie, wie sie meinen, dass der Ehepartner sie bewertet hat und dann stellt man fest, wie die Bewertung tatsächlich erfolgt ist. Der Therapeut und die Klienten können dann die Wahrnehmungen (Bewertungen) diskutieren, die jeder Partner vom anderen hat und wie man sich bei diesen Wahrnehmungen fühlt. Das therapeutische Bemühen kann sich dann darauf richten, diese Wahrnehmungen zu korrigieren oder das Verhalten zu modifizieren, falls das Paar es wünscht.

5

Konfrontationstaktik

Shulman (1964/1973) definiert Konfrontation als „jede vernünftige therapeutische Technik, die den Klienten vor eine Frage stellt, in einer Weise, die darauf abzielt, eine unmittelbare Reaktion hervorzurufen“ (S. 197). Darin steckt ein beabsichtigtes Element der Herausforderung, das den Klienten nachdrücklich auf die Wahlmöglichkeiten hinweisen soll. Nicht immer gehört zur Konfrontation auch Aggressivität von seiten des Therapeuten. Es ist nicht so wie die kürzlich verstorbene Jackie Glaeson beim Porträtieren von Ralph Kramden in *The Honeymooners* zu drohen pflegte: „Haut se, haut se, haut se auf de Schnauze.“ Konfrontationen können vielmehr chirurgisch genau, sogar zartfühlend sein und doch beachtliche Wirkung haben. Shulman (1964/1973) unterscheidet Konfrontationen, die sich auf den inneren Zustand des Klienten richten (subjektive Gefühle, Glaubensvorstellungen, Einstellungen und Ziele) und solche, die auf das äußere Verhalten des Klienten zielen (was er tut, Vorstellung von Alternativen, Überprüfung der Zukunft). Wir wollen einige Konfrontationstaktiken vorstellen.

Wann?

Für Adlerianer ist die Bewegung, nicht die Absicht, der Schlüssel zum Erfolg (vgl. Kap. 3, „Konfliktlösungstaktiken“ und Adlers Definition der Einsicht auf S.39) Hillel (Herzt, 1958, 1:14) pflegte zu sagen: „Wenn nicht jetzt, wann dann?“ Das fragen wir auch. Den Klienten damit zu konfrontieren, „wann“ er eine Änderung vornehmen will, kann sehr wirkungsvoll sein. „Sie sagen, dass Sie dies ändern werden. Wann?“ „Wann beabsichtigen Sie, damit anzufangen?“ „Warum nicht jetzt gleich?“ Fragen dieser Art, erfordern eine unmittelbare Reaktion und eine Verpflichtung zur Änderung - oder wenigstens eine Anerkennung vonseiten des Klienten, dass es jetzt um eine Änderung geht, nicht nur um Gerede.

Mosak und Gushurst (1971) haben den Unterschied untersucht zwischen dem, was Klienten sagen und dem, was sie meinen, was uns zwingt, „Deutsch in Deutsch zu übersetzen.“ Solche Einsichten sind sehr hilfreich, wenn wir einige der Reaktionen auf die Fragen der Psychotherapeuten nach dem „wann“ verstehen wollen. „Ich sollte...“ drückt eine Absicht aus, gemäß der der Klient nicht zu handeln gedenkt. „Ich sollte aufhören, meine Hände so oft zu waschen,“ sagt der Zwangsneurotiker. Diese Antwort bedeutet im Grunde, „Ich sollte..., aber ich werde es nicht tun.“ „Ich werde versuchen,“ ist eine ähnliche Aussage. Die zweite Hälfte des Satzes „aber ich glaube nicht, dass es mir gelingt,“ bleibt unausgesprochen.

Eine Konfrontation bedeutet nicht immer, dem Klienten sozusagen „eine reinzuhauen.“ Wenn der Therapeut sie in dieser Form sieht, wird er eine Konfrontationstaktik nicht effektiv anwenden können. Man kann das „wann?“ sehr sanft aber nachdrücklich fragen. Es kommt darauf an „eine unmittelbare Antwort hervorzulocken“ (Shulman, 1973, S. 197).

Mit dem aktuellen Verhalten konfrontieren

„Was tun Sie jetzt gerade?“ Mit einem solchen Satz will man den Klienten darauf aufmerksam machen, was er gerade tut. Diskrepanzen zwischen dem verbalen und nonverbalen Verhalten werden einer Überprüfung unterzogen. Oft ist sich der Klient dieser Diskrepanzen nicht bewusst. Wir weisen z.B. auf unbewusste

Körpersprache hin. Wenn dem Klienten eine Interpretation angeboten wird, mag er sie scheinbar akzeptieren, aber unbewusst „schnipst“ er die Interpretation mit den Fingern weg. Wenn er sich dessen bewusst wäre, was er tut, würde er es oft weiterhin nicht mehr tun. Zum Beispiel, „Es scheint, dass Sie mit mir kämpfen wollen. Wollen Sie das?“

Ein 8jähriges Mädchen kam zur Familientherapie, weil sie den Tick hatte, ihren Kopf waagrecht zu bewegen. Viele Therapeuten hatten schon vergeblich versucht, dieses Verhalten zu korrigieren. Dies war eine Familie, wo jeder „guter“ war als der andere. Das Mädchen gab zu, dass sie das Ziel verfolgte, ein gutes Mädchen zu sein, aber sie sah auch ein, dass sie insgeheim dagegen rebellierte, sich immer anpassen zu müssen. „Kann es sein,“ frage der Therapeut, „dass du bei solchen Gelegenheiten mit dem Mund ‘ja’ sagst, aber dein Kopf (und hier machte der Therapeut die entsprechende Bewegung) sagt ‘nein’?“ Noch acht Monate später war der Tick noch nicht wieder vorgekommen.

Das Verhalten des Klienten zu dem des Therapeuten in Beziehung setzen

Diese Technik ist damit verwandt, den Klienten mit seinem aktuellen Verhalten zu konfrontieren, aber außerdem bringt der Therapeut seine eigenen Gefühle und/oder Reaktionen ein. „Sie sind darauf aus, mit mir zu kämpfen, wollen Sie das wirklich?“ unterzieht nur das Verhalten des Klienten einer Überprüfung. Die zusätzliche Komponente ist die Reaktion des Therapeuten (im klassischen analytischen Jargon ist es die Gegenübertragungsreaktion). „Ich fühle mich frustriert und herausgefordert, versuchen Sie diese Gefühle in mir zu erzeugen?“ „Ich fühle mich ziemlich verwirrt; ist das Ihre Absicht?“ „Sie sind sehr witzig. Wollen Sie charmant zu mir sein, oder mich ablenken?“

Auf ähnliche Weise können Klienten den Therapeuten durch eigene Taktiken hereinlegen wollen. Wenn ein Klient (ganz unschuldig!) fragt: „Langweile ich Sie?“ kann er mit der Gegenfrage: „Ist das Ihre Absicht?“ herausgefordert werden. Wenn bei einer anderen Gelegenheit der Klient die Gespanntheit des Therapeuten spürt, könnte er fragen: „Habe ich Sie frustriert?“ Dann könnte der Therapeut gegenfragen: „Wollen Sie, dass ich das bin? Wie könnte sich das lohnen und was könnte der Zweck sein?“ Es kommt darauf an, offensichtliche Gefühle nicht zu leugnen -, dann wäre man nämlich was die Gesprächsanalytiker ‘inkongruent’ nennen (Haley, 1963) -, sondern sich mit der tatsächlichen Situation zu beschäftigen, ohne in das Spiel des Klienten hineingezogen zu werden.

Auf Alternativen hinweisen

Hierzu gehören Konfrontationen mit Alternativen, mit Wahlmöglichkeiten, die den Klienten zur Verfügung stehen (Mosak & Shulman, 1974). Es ist typisch, dass die Klienten „Tunnelvisionen“ mit Bezug zu Lebensstilfragen entwickeln, d.h. Fragen, die entscheidende, grundlegende Aspekte ihres Lebens betreffen. Wegen blinder Flecken sehen Klienten mögliche Alternativen nicht.

So schilderte ein Klient ein Problem bei seinen Arbeitsstellen. Er war recht fähig und man übertrug ihm viel Verantwortung - anfangs. In verhältnismäßig kurzer Zeit fand er sich in Schwierigkeiten mit seinen Vorgesetzten und manchmal wurde ihm dann gekündigt. Für diesen Klienten gab es nur zwei Möglichkeiten, mit dem Leben und mit Menschen umzugehen. Entweder trat er dafür ein, was „richtig“ war - und er wusste besser als jeder andere, was das war -, oder er lief davon, aber dann war man ein Schlappschwanz. Er war außergewöhnlich intelligent und geriet oft in Konfrontation mit Vorgesetzten, besonders wenn es um Dinge ging, bei denen er Recht hatte. Da konnte es passieren, dass er scharf und sarkastisch wurde und die anderen merkten das auch. Wenn er sich aber „auf die Zunge biss“ und den Mund hielt, hatte er das Gefühl, dass er feige wäre und die anderen auf sich herumtrampeln ließ. In seinem Falle würde sich die Suche nach

Alternativen nicht nur auf unterschiedliche Reaktionen auf andere beziehen, sondern auch neuartige Erklärungen für das Verhalten anderer beinhalten. „Was könnten Sie sonst sagen?“ „Wie könnten Sie das auf andere Weise tun?“ „Welches könnten die Gründe dafür sein, dass er das sagt?“ Wer als Therapeut Rollenspiel benutzt, könnte das als Mittel verwenden.

Da er nicht solche Überzeugungen in seinem Lebensstil hat wie der Klient, kann der Therapeut die Probleme von einem höheren Standpunkt mit mehr gesundem Menschenverstand anschauen. Der Therapeut kann dem Klienten andere Wahlmöglichkeiten aufzeigen oder sie ihn entdecken lassen.

Hinweise auf die Körpersprache

Klienten mit ihrer Körpersprache zu konfrontieren, bietet ein anderes Mittel, um eine sofortige Reaktion zu erzeugen. Fast (1970), Nierenberg und Calero (1971) und Guthrie (1977) geben hilfreiche Hinweise zum Verständnis der Körpersprache. Konfrontiert man Klienten mir ihrem aktuellen Verhalten, so zeigt sich, *was* sie gerade tun. Ein Hinweis auf die Körpersprache offenbart, *wie* der Körper sich während des Prozesses verhält.

„Sie knirschen mit Ihren Zähnen, was meinen Sie, was das bedeuten könnte?“ „Jedes Mal wenn ich Ihren Vater erwähne, werden Sie angespannt und zucken zurück. Meinen Sie, dass das etwas sagen will?“ Oder in einer ähnlichen Weise: „Sie sagen mir, dass ich Recht habe und dass Sie sich besser fühlen, wenn Sie darüber reden. Aber Sie ringen Ihre Hände und schwitzen ein wenig. Was ist das? Fühlen Sie sich wirklich besser, oder sind Sie in Wirklichkeit unruhig und wollen mir nur nach dem Munde reden?“

Adlers Warnung, nur den Bewegungen zu vertrauen, ist hier von Bedeutung. Wenn man sich widersprüchlichen Informationen gegenübersieht, sollte man nur der Körpersprache trauen. „Es scheint, dass Sie Tränen in den Augen haben. Sie sagen zwar, dass es Ihnen nichts ausmacht, aber ich vermute, das tut es doch.“

Beharrlich sein

Einige Berater scheuen sich davor, beharrlich zu sein, weil sie meinen, dass man dadurch die Freiheit des Klienten einschränkt. Andere Berater haben diese Hemmungen nicht. Ein Student hat das einmal so gesagt: „Psychotherapie ist die Kunst des kreativen Nörgelns und Bohrens." Beharrlichkeit braucht nicht hart, kalt und gefühllos zu sein. Um aber beharrlich sein zu können, braucht der Therapeut ein gutes Gedächtnis, um den Klienten auf dem rechten Gleis zu halten.

Andererseits braucht sich Beharrlichkeit nicht darauf zu beschränken, einen einzigen Gedankengang zu verfolgen. Sie kann vielmehr als Zielgerichtetheit seitens des Therapeuten betrachtet werden. Wenn man den Klienten unter holistischen Gesichtspunkten betrachtet, dann kann das, was zunächst widersprüchlich erscheint, durch ein besseres Verständnis des Lebensstils des Klienten in Einklang gebracht werden, indem die Ziele und Bewegungen des Klienten in einem größeren Rahmen gesehen werden. Beharrlichkeit kann dazu benutzt werden, diesen größeren Rahmen zu umreißen und den Lebensstil des Klienten in umfassender Weise zu verstehen. Wessen Ziel Überlegenheit ist, kann beharrlich mit diesem Ziel in vielen Lebensbereichen konfrontiert werden. Dreikurs (Mosak & Shulman, 1974) hat dies eine monolithische Interpretation genannt.

Wenn man beharrlich sein will, muss man auch die Grenzen und Stärken des betreffenden Klienten kennen. Klienten reagieren verbal und nonverbal und senden Zeichen aus, die erkennen lassen „genug ist genug". Beharrlich sein ist etwas anders, als mit dem Klienten kämpfen oder ihn quälen. Es gehört zu der Verantwortung des Beraters, dass er therapeutisch vorgeht, d.h. dass er jene Fragen und Problemkreise anspricht, die für den Prozess der Veränderung bedeutsam sind. Zwar ist der Therapeut nicht für den Klienten verantwortlich, aber sehr wohl für den Prozess. Ein altes Sprichwort sagt: „Nur Beharrlichkeit führt zum Ziel."

Um konkret zu werden, beharrlich ist ein Therapeut dann, wenn er darauf besteht, dass der Klient ein ihn bedrängendes Thema anspricht. „Also bitte, Sie sind beunruhigt. Warum sprechen Sie nicht darüber?“ Es können dann die Gründe für das Zögern des Klienten besprochen werden, dazu die möglichen Befürchtungen oder die Erwartung von unangenehmen Folgen, wenn die Sache „ans Tageslicht kommt“. In einer anderen Form könnte der Therapeut in allgemeiner Weise im Gegensatz zu einem speziellen Fall beharrlich sein, indem er sagt: „Kommt Ihnen das bekannt vor? Mir, ja. Es ist wieder Ihre Rolle als Opfer. Ich habe den Eindruck, Sie spielen diese Rolle immer wieder auf andere Weise mit unterschiedlichen Personen.“

Man kann Psychotherapie auch als ein Konzept ansehen, mit dem man in das Leben der Klienten Ordnung bringt, ihnen die Gelegenheit gibt, wiederkehrende Verhaltensmuster und Themen zu erkennen (das Skript, das Spiel, den Lebensstil, die Zwangshandlung) und ihnen dann dabei hilft, eine gesündere, kooperativere, sozial nützlichere und erfüllendere Wahl zu treffen. Es kann sein, dass Therapeuten sehr beharrlich sein müssen, um die Muster klar herauszuarbeiten. Um zu wiederholen: ein Requisit für einen beharrlichen Therapeuten ist ein gutes Gedächtnis.

Zur Beharrlichkeit gehört auch, dass du deinem Klienten nicht erlaubst, dich zu entmutigen. Trotz therapeutischer Schwierigkeiten müssen Therapeuten ihren Optimismus wahren. Statt sich bei dem „ich weiß nicht, was ich tun soll“ auszuruhen, was dazu führen kann, dass Therapeuten sich entmutigt fühlen und mit sich selbst unzufrieden sind, können sie es auch als eine Herausforderung bei der Bemühung um eine Problemlösung sehen. Im ersten Fall werden Therapeuten mit sich selbst beschäftigt und schenken nicht dem Klienten ihre Aufmerksamkeit; im zweiten widmen sie sich eher den Problemen des Klienten statt den eigenen.

6

Motivierende Taktiken

In diesem Kapitel stellen wir eine Reihe von Taktiken vor, die den Therapeuten helfen sollen, bei ihren Klienten die Motivation zu erhöhen, sich bei der Therapie zu engagieren, die gestellten Aufgaben zu erfüllen und allgemein eine aktivere Einstellung zu gewinnen, um so die therapeutisch nützlichen Ziele zu erreichen. Allerdings muss an dieser Stelle der Unterschied zwischen einem Motivationsdefizit und einem Erziehungsdefizit klargestellt werden. Oft genug werden diese beiden Vorstellungen auch von erfahrenen Klinikern verwechselt; dabei ist Motivation eine Sache, der während der ganzen Therapie und nicht nur zu Beginn Beachtung geschenkt werden muss.

Bandura (1977) hat Untersuchungen über die Rolle des beobachtenden Lernens in der menschlichen Entwicklung angestellt. Über Jahre hinweg war angenommen worden, dass es einer Verstärkung bedarf, um ein bestimmtes Verhalten zu lernen. Wenn Peterchen lesen lernen sollte, so musste es da handfeste Belohnungen und Verstärkungen geben, damit das funktionierte. Bandura und seine Kollegen haben nun gezeigt, dass das Lernen *per se* keiner Verstärkung bedarf. Jemand kann sich ein bestimmtes Verhalten aneignen, d.h. es lernen, indem er beobachtet; eine Verstärkung hilft nur dazu, dieses Verhalten auch anzuwenden. Peterchen mag schon wissen, wie man liest, ihm mag es bloß an der Motivation fehlen, um seine Fähigkeit auch vorzuführen. Auf einer anderen Ebene behaupten viele Eltern, dass sie ihren

Kindern schon „hundert Mal“ gezeigt haben, wie man eine gewisse Sache macht, aber umsonst. Wenn die Eltern mal nicht da sind, können die Kinder es; sobald die Eltern dabei sind, „verlieren die Kinder die Fähigkeit“, diese Sache zu machen.

Psychotherapeuten müssen sich dieses Phänomens bewusst sein. Viele Klienten haben Probleme, weil sie eine schlechte Schulbildung hatten. Mit etwas Erziehung (z.B. Training von sozialen Fähigkeiten) können sie alles, was sie brauchen. Andere scheinen nicht lernen zu können, unabhängig von dem Ausmaß der Schulung. Dies könnte kein Lernproblem sein; es mag nur einen Mangel an Motivation sein, das Gelernte auch anzuwenden.

Dem Klienten „verkaufen“, was er wünscht

Wenn ein Mann einen Laden betritt, und einen roten Schlips sucht, wird der Verkäufer Mühe haben, ihm eine braune Hose zu verkaufen. Wenn ein Klient in ähnlicher Weise zur Therapie kommt, um Hilfe für ein bestimmtes Problem zu bekommen, wird der Therapeut auf Schwierigkeiten stoßen, wenn er den Klienten davon überzeugen will, dass das Problem woanders liegt. Wenn dem Mann, der den roten Schlips sucht, hierbei geholfen wird, ändert sich seine Einstellung dem Verkäufer gegenüber. Wenn dieser ihm jetzt die Hose verkaufen will, muss er den Zusammenhang zwischen beiden aufzeigen. („Eine braune Hose würde die Schönheit des neuen Schlipses besonders herausstreichen“). Weil der Verkäufer ihm zunächst das verkauft hatte, was der Mann wollte, wird der Kunde jetzt zugänglicher sein, wenn der Verkäufer ihm jetzt etwas anderes verkauft, vielleicht sogar eine braune Hose. Klienten beginnen eine Therapie mit eigenen Vorstellungen, und die Zustimmung zu dem therapeutischen Prozess kann deutlich größer werden, wenn der Klient das Gefühl gewinnt, dass er bekommt, was er „kaufen“ wollte.

Versicherungsagenten kennen den Wert dieser Taktik. Vor Jahren versuchten die Agenten den möglichen Kunden zu überreden, indem sie die Notwendigkeit von Versicherungen, den Wert von

Versicherungen und die geringen Kosten von Versicherungen betonten. Oft sagte dann der Kunde: „Ich werde darüber nachdenken“. Oder „Ich kann mir das sowieso nicht leisten.“ Heute fragt der Agent den potentiellen Kunden: „Was muss man machen, damit Ihre Familie beschützt ist, damit für die Ausbildung Ihrer Kinder gesorgt ist und damit Sie Vorsorge für Ihr Alter treffen?“ Nachdem der Kunde dann seine Zielvorstellungen genannt hat, antwortet der Agent: “Ich habe gerade eine solche Police, die Ihren Vorstellungen entspricht. Mit ihr werden Sie ruhig schlafen können.“

Wenn man Jugendliche mit ihrem traurigen Selbstbild konfrontiert, so mag das technisch richtig sein, ist aber therapeutisch ungeeignet. Wenn man daran arbeitet, dass sie für das andere Geschlecht anziehender werden, kann ihnen das zu einer besseren Motivation verhelfen. Ein chronisch schizophrener Jugendlicher in einem ambulanten Bedandlungszentrum kam mit einem Problem zu seinem Therapeuten. Gegen Ende des Monats hatte er immer kein Geld und war dann gezwungen, von anderen zu leihen oder manchmal auch zu stehlen. Schon vorher hatte dieser Klient sich geweigert, ein monatliches Budget einzuhalten. Versuche, es über Kontrolle, Stärkung des Ego, Selbstdisziplin oder Ambivalenz zu versuchen, waren gescheitert. Jetzt wurde dem Klienten die Situation auf andere Weise dargestellt: „Sie behaupten, dass Sie sich schlecht fühlen, wenn Sie jeden Monat in der letzten Woche des Monats keine Zigaretten mehr haben. Ich kann Ihnen dabei helfen, dass Sie ganz sicher nie ohne Zigaretten sind.“ Genau das wollte der Klient hören. Das Problem wurde ihm in einer Weise vorgestellt, die er verstehen konnte und man konzentrierte sich auf eine Frage, die für ihn Bedeutung hatte. Ein monatliches Budget aufzustellen, um Selbstdisziplin aufzubauen, war für ihn bedeutungslos; sich an ein Budget zu halten, damit er in jeder Woche Zigaretten kaufen konnte, traf den Nagel auf den Kopf. Jetzt war er motiviert.

Wenn man einem Ehemann gute Kommunikationsfähigkeiten beibringen will, damit die Ehe besser wird, so gewinnt das mehr an Bedeutung, wenn man es ihm in einer Sprache nahebringt, die er versteht und für ihn wichtigen Zielen entspricht. „Sie sagen, es gibt in Ihrer Ehe nicht genug Intimität. Wenn Sie vielleicht mehr Mitgefühl zeigen und Ihre Frau spüren lassen, dass Sie sie lieben, indem sie etwa diese Kommunikationsfähigkeiten anwenden, dann könnte sie Ihnen gegenüber offenerer sein. Sie könnte Ihre Nähe suchen. Das würde der Beginn von Intimität sein."

Allgemein gesagt, erfordert Motivation Bewegung. Klienten bewegen sich ständig in Richtung auf subjektiv wahrgenommene oder errichtete Ziele. Wenn der Therapeut diese Ziele dazu benutzen kann, Behandlungspläne zu formulieren, so wird der Klient viel bereitwilliger mitmachen und seine Motivation wird besser sein.

Verwendung von psychologischen Tests

Mosak und Gushurst (1972) haben über die Verwendung von psychologischen Tests in der Therapie geschrieben. Vom Gesichtspunkt der Motivation können objektive, vom Computer ausgewertete Tests wie etwa der Minnesota Multiphasic Personality Inventory-2 (MMPI-2) oder der Millon Multiaxial Inventory-III (MCMI-III) verwendet werden, um zögernde und widerstrebende Klienten zur Beteiligung an der Therapie zu motivieren. Beispielsweise wurde ein junger Mann von der Mutter zur Therapie geschickt, aber er hatte den Eindruck, dass seine Mutter und nicht er eine Therapie nötig hätte. Der Therapeut machte ihm ein Angebot: „Ich würde Sie gern einen Test machen lassen. Füllen Sie das hier aus und hier ist ein Umschlag. Werfen Sie den auf dem Heimweg in einen Briefkasten. Der Brief geht zu einer Computerfirma. Der Computer kennt Sie nicht und kennt Ihre Mutter nicht, und es interessiert ihn nicht, ob Sie eine Therapie machen oder nicht. In einigen Tagen haben wir die Ergebnisse. Wenn diese anzeigen, dass Sie in dem einen oder anderen Punkt Hilfe brauchen, würde ich gern von Ihnen die Zusage bekommen, dass Sie die Ergebnisse anerkennen und dann bereitwillig bei der

Therapie mitarbeiten. Wenn das Ergebnis lautet, dass Sie keine Hilfe brauchen, werde ich Ihrer Mutter sagen, dass sie Sie in Ruhe lassen und nicht ständig an Ihnen herumnörgeln soll.“ Kein Jugendlicher hat bisher dieses Angebot abgelehnt. Die Klienten betrachten dieses Vorgehen als fair und sehen den Therapeuten nicht mit den Eltern oder sonst jemandem unter einer Decke stecken. Sie betrachten das Verfahren als „wissenschaftlich“ oder „objektiv“ und da der Test nicht „von Menschenhand berührt wird“ d.h. nicht vom Therapeuten ausgewertet wird, fühlen sie sich fair behandelt. Anders als mit dem Rorschach Test oder TAT, die von Hand ausgewertet und interpretiert werden, ist hier eine eventuelle Parteilichkeit des Therapeuten kein Problem. Der Computer ist unparteiisch.

Auch Intelligenztests können motivierend genutzt werden. Eine depressive paranoide Klientin, die sich wiederholt hilflos aufführte und sich als jemand gab, die auch einer einfachen Unterhaltung nicht folgen konnte, machte einen Wechsler Test (WAIS-R). Ihre mündliche Leistung war 124, im oberen Bereich. Sie war überrascht und deutlich motiviert, mit ihrem verwirrten und hilflosen Handeln aufzuhören.

Solche Tests können auch dazu benutzt werden, um Klienten zu „harter Arbeit“ in der Therapie zu motivieren. Änderungen bei der Auswertung von Tests (entweder beim gleichen oder bei ähnlichen in Abständen von einigen Monaten) können dazu dienen, auf das Geleistete oder auf das noch zu Leistende hinzuweisen. Gleichgültig ob die Tests objektiv oder subjektiv sind, die Klienten tendieren dazu, sie als „objektiv“ zu sehen und vergleichen sie mit Röntgen- oder Blutbildern, die „tatsächlichen Fortschritt“ anzeigen.

Tests können Klienten auch dazu motivieren, an ihren hoffnungslos erscheinenden Problemen zu arbeiten. „Ich bin verrückt - ich bin dabei, meinen Verstand zu verlieren“ ist ein schwer zu bearbeitender Fall. Dem Klienten zu zeigen, dass er nicht „verrückt“ oder psychotisch ist, sondern nur in gewissen Bereichen starke Ängste erlebt, kann die Arbeit an diesen Problemen erleichtern. Raimy (1955) bietet interessante Strategien zur Behandlung „phrenophobischer“ Klienten, d.h. solcher mit der Angst, „verrückt zu werden“.

Projektive Tests, wie z.B. der TAT, frühe Kinheitserinnerungen [die Munroe (1955) für den ersten projektiven Test hält], oder der Rorschachtest können für den Klienten besonders faszinierend sein. Mittels des Berichts über die Testergebnisse kann der Therapeut viele fruchtbare Diskussionen einleiten. „Wie konnten Sie das wissen?“ oder „Wie haben Sie das gesehen?“ sind Anzeichen, dass der Klient mindestens neugierig und wenigstens im Augenblick zur Diskussion gewisser Probleme bereit ist.

Das Spiel „Schwer beschäftigt“

Gelegentlich kommen Klienten widerstrebend zur Therapie und erzählen dann etwa das Folgende: „Ich will gar nicht hier sein. Ich will keine Hilfe. Ich brauche keine Hilfe. Selbst wenn ich sie brauchte, dann weiß ich nicht, ob gerade von Ihnen.“ Statt nun lange zu argumentieren, zu überreden oder barsch zu sagen: „Na, dann auf Wiedersehen,“ antwortete ein Therapeut: „Warten Sie mal. Die eigentliche Frage ist, ob ich Sie überhaupt als Klienten haben will. Ich bin sehr beschäftigt und nehme nicht jeden Klienten, der zu mir kommt. Ich nehme nur die an, die meine Dienste wirklich suchen und ich bin nicht sicher, ob ich Sie nehme, selbst wenn Sie das wollen. Nennen Sie mir drei überzeugende Gründe, warum ich Sie als Klient in Betracht ziehen sollte.“ Erstaunlicherweise wurde das interessant, was noch vor fünf Minuten uninteressant war. Klienten nennen fast immer drei Gründe. Der Therapeut kann die Gründe (und den Klienten) akzeptieren oder den voraussichtlichen Klienten noch schwerer arbeiten lassen. „Das genügt noch nicht. Das habe ich alles schon gehört. Wenn Sie wirklich eine Therapie bei mir machen wollen, müssen Sie schon einige wirklich überzeugende Gründe vorbringen.“ Das tun sie dann auch gewöhnlich und dann kann der Therapeut sagen: „Also gut, wenn Sie es wirklich so dringend wünschen, dann will ich wohl mit Ihnen arbeiten."

In ähnlicher Weise kann die Taktik auch in der Mitte oder gegen Ende der Therapie benutzt werden. Klienten sind manchmal nicht bereit, Probleme anzusprechen oder zu diskutieren, die unbedingt besprochen werden müssen. Dann kann der Therapeut sagen: „Ich weiß nicht, ob ich darüber sprechen will. Da ist nicht viel, was wir benutzen können." Da sagte der Klient: „Aber wenn Sie nur wüssten, was da passiert ist...."

Der „Stock"

Der Name dieser Technik leitet sich von einem alten Witz ab.

Ein Bauer sieht auf seinem Wege einen anderen Bauer, der sein störrisches Maultier anzutreiben versucht. Er schiebt und zieht das Tier, aber ohne Erfolg. Der zweite Bauer bietet seine Hilfe an, die vom Besitzer des Maultiers bereitwillig angenommen wird. Der zweite nimmt einen dicken Stock und fängt an, das Maultier zu schlagen. „Halt," schreit der erste, „ich will nicht, dass du mein Maultier totschlägst, ich will nur, dass es läuft." „Genau das will ich auch, aber ich muss erst seine Aufmerksamkeit erregen."

Im Grunde bedeutet diese Taktik, „Entweder Sie tun es, oder ...." „Wenn wir das hier nicht regeln, wird Ihre Frau Sie verlassen." „Also wissen Sie, entweder wir arbeiten hieran, oder Sie werden die nächsten drei Monate auch nicht schlafen können." „Wenn wir nicht eine Methode finden, um mit Ihren Halluzinationen fertig zu werden, wird Ihre Familie Sie wieder in die Heilanstalt stecken."

Obgleich sie nicht oft benutzt werden sollte, ist die „Stock"-Taktik dann am wirkungsvollsten, wenn sie die natürlichen oder logischen Folgen der Situation ausnutzt (Dreikurs & Grey, 1968; Dreikurs & Soltz, 1964). „Wenn Sie noch weiter morgens lange schlafen und zu spät kommen, wird Ihr Chef Sie entlassen", die Verantwortung wird dem Klienten und seinem Chef auferlegt und nicht dem Therapeuten. Der Therapeut erscheint als jemand, der bei der Lösung des Problems helfen kann und nicht als einer, der die Lösung erzwingt.

Taufpaten-Taktiken

Ähnlich wie der „Stock" aber noch drastischer sind die Taufpaten-Taktiken. Es sind *Geschenke*, die der Klient nicht ablehnen kann. Während einer Ehetherapie wurde ein Mann gebeten, frühe Kindheitserinnerungen zu nennen, aber er behauptete, - trotz Drängen des Therapeuten - sich an keine vor dem 15. Lebensjahr erinnern zu können. Der Therapeut hatte den Verdacht, dass das „Ich kann nicht" eigentlich „Ich will nicht" bedeutete, und ließ durchblicken, dass er noch nie jemanden getroffen hätte, der nicht gerade einen Gehirnschaden hatte, der nicht wenigstens *eine* frühe Kindheitserinnerung erzählen konnte. Da er nun vor der Wahl stand, möglicherweise einen Gehirnschaden zu haben oder eine frühe Kindheitserinnerung zu erzählen, wählte der Klient den zweiten Weg. Natürlich besprach der Therapeut, warum der Klient erst die Unfähigkeit vorgetäuscht hatte und erfuhr, dass er „nur hier sei, weil seine Frau ihn dazu gezwungen habe." Dieser Umstand wurde zunächst behandelt und die Therapie konnte weitergehen.

Die „Mohrrübe"

Ein anderes Vorgehen besteht in der Aufforderung: „ Probier's nur, Du wirst es mögen." Wenn man dem Klienten die Möglichkeit gibt, die positiven Auswirkungen einer Verhaltens- oder Einstellungsänderung zu erleben, so ist das ein starker Motivationsschub. „Wenn Sie zu Ihrer Frau netter sind - und wir haben besprochen, was das bedeutet -, dann werden Sie sehen, wieviel netter sie zu Ihnen sein wird." „Warum schauen Sie nicht, was passiert, wenn Sie zu der Party gehen und einiges von dem ausprobieren, was wir besprochen haben? Ich kann wetten, Sie werden sich besser amüsieren, als Sie es für möglich gehalten haben." Wie Wolpe (1965) Mrs. Schmidt Hoffnung macht, ist eine andere Form der „Mohrrübe". Der Mitschnitt der Sitzung ist auf einer Tonbandkassette verfügbar.

Das „Feuer"

Ebenso wie beim „Stock", so motiviert auch das „Feuer" den Klienten, gewisse unangenehme Folgen zu vermeiden, die sich aus dem eigenen Handeln oder der Inaktivität des Klienten selbst ergeben würden. Diesmal ist es aber schon wirklich ein „Notfall". „Sie haben doch schon zwei Bypassoperationen hinter sich und Ihr Arzt hat doch gesagt, dass Sie bald eine dritte werden haben müssen, wenn Sie nicht gewisse Dinge in Ihrem Leben ändern." „Sie sind schon wieder wegen Zuspätkommens entlassen worden. Jetzt können Sie sogar Ihre Rechnungen nicht mehr bezahlen. Meinen Sie nicht, dass es an der Zeit wäre, dass wir gewisse Dinge bearbeiten?"

Der Therapeut kann mit dieser Technik eine mehr direktive, beteiligte Einstellung einnehmen. „Wir kommen langsam an einen Punkt, wo sogar ich Ihnen nicht mehr werde helfen können, wenn Sie sich nicht selbst zu bewegen anfangen." „ Es scheint, dass ich schon bald nicht mehr viel werde helfen können. Bald entgleiten die Dinge meinen Händen." Wenn das „Feuer" sparsam eingesetzt wird, kann es den Klienten sogar dazu ermutigen, in der Therapie aktiv an den anstehenden Fragen zu arbeiten. Ferenczi und Rank (1925) haben in die Psychotherapie eine Zeitgrenze eingefügt, und die Methode ist auch in der Rogerschen und Adlerschen Forschung (Shlien, Mosak & Dreikurs, 1962) benutzt worden. Einige Therapeuten benutzen Stichtage, um damit den Klienten unter Druck zu setzen, aber oft stellen Sie fest, dass sie damit auch selbst unter Druck geraten.

Gelegentlich liefert das Leben selbst ein solches „Feuer“, wie im Falle der sich abhetzenden Person, die die Dinge nicht langsam angehen kann, bis sie einen Herzinfarkt bekommt. Plötzlich merkt sie, dass es sehr wohl auch langsam geht.

„Tun Sie es für mich“

Bei dieser Taktik wird das Verhältnis zwischen dem Klienten und dem Therapeuten dazu benutzt, den Klienten zu einem Versuch zu motivieren. „Ich weiß, dass Sie Angst haben und es lieber nicht tun würden, aber versuchen Sie’s mal - für mich.“ Der Klient wird gebeten, etwas für den Therapeuten zu tun, der seinerseits den Klienten bittet, etwas für sich selbst zu tun. Das ist der springende Punkt bei dieser Taktik. Obgleich es aussieht, dass der Klient es für den Therapeuten tut, ist es in Wirklichkeit zu seinem eigenen Guten. „Gehen Sie doch einmal mit einer Frau nach der Arbeit nur 15 Minuten aus. Tun Sie es für mich.“ Wenn die therapeutische Beziehung solide ist, kann diese Taktik sehr wirkungsvoll sein.[1]

Allerdings sollten Therapeuten sich daran erinnern, was Dreikurs & Soltz (1964) über „Muttertaubheit“ sagen. Zu oft angewandt kann die Bitte des Therapeuten vom Klienten „ausgeblendet“ werden. Um wirkungsvoll zu bleiben, sollte diese Taktik bei Klienten nur sparsam eingesetzt werden. Es gibt auch andere Fallgruben: Der Klient kann die Schuld auf den Therapeuten schieben, wenn der Versuch misslingt und ihm vorhalten: „Sehen Sie in welche Lage Sie mich gebracht haben.“ Er mag auch den Eindruck gewinnen, dass er etwas für den Therapeuten getan hat, jetzt ist der Therapeut an der Reihe, etwas für ihn zu tun. Der Kliniker muss diese Situationen sorgfältig vermeiden.

---

[1] Sie kann auch in folgender Weise eingesetzt werden: „Warum sollte ich es für Vater (Mutter, usw.) tun?“ „Klar, nicht für ihn (sie, usw.). Tun Sie es für mich.“

„Für eine extra Mark dürfen Sie sehen, was drin ist“

Diese Taktik soll beim Klienten das Interesse wecken und seine Neugierde ausnutzen. Wenn man Situationen herbeiführt, die den Klienten auf interessante Weise „kitzelt“, kann ihn das motivieren und zur Mitarbeit bereitmachen. „Ich weiß, dass Sie über den Streit mit Ihrem Chef beunruhigt sind. Wenn Sie mitarbeiten wollen, glaube ich schon, dass ich Ihnen interessante Dinge/Sachen zeigen kann, wie Sie mit Menschen interagieren.“ „Es scheint mir, dass Sie neugierig sind, was da mit Ihrer Freundin gestern Abend passierte. Vielleicht wollen Sie ja herausfinden, wie das jeden Abend passieren kann.“ „Stimmt es, dass Sie gern wissen wollen, wie das bei Ihnen läuft? Da könnten Dinge zutage kommen, von denen Sie nie geträumt haben.“

Eine ins Krankenhaus eingewiesene depressive Patientin weigerte sich bei der Behandlung mitzuarbeiten, weil sie sagte: „Ich kann doch nie geheilt werden.“ Sie blieb im Bett und hatte auch die Absicht dort zu bleiben, bis die Versicherung nicht mehr zahlen würde. Dann würde sie in ein Pflegeheim überwiesen werden, wo sie ihre Tage beschließen wollte. Ein neuer Therapeut widersprach ihrer Vorstellung, dass ihre Depression unheilbar sei, was sie überraschte. Er lockte sie damit, indem er sagte: „Wenn Sie den Heilungsprozess einleiten wollen, seien Sie morgen früh um 9.00 Uhr voll angezogen im Tagesraum und wir werden anfangen.“ Am nächsten Morgen kam sie voll angezogen in den Tagesraum, aber es war 9.10 Uhr. „Sie scheinen ja für die Behandlung noch nicht genügend motiviert zu sein,“ sagte er. „Wenn Sie wirklich von Ihrer Depression geheilt werden wollen, kommen Sie morgen um 9.00.“ Das tat sie dann auch![1]

Die Absicht dieser Technik ist es, den Klienten zur sinnvollen Mitarbeit zu motivieren. Wenn man die Aufmerksamkeit des Klienten erregen kann, wenn man die Aufgabe so darstellen kann,

---

[1] Diese Taktik wird oft in Drogenentzugskliniken verwendet.

dass sie der Mühe wert erscheint, hinzuschauen, dann wird der Klient besser motiviert sein, nach „innen zu schauen".

Den eigenen Antrieb des Klienten nutzen

Wenn Kinder in der Schule Schwierigkeiten haben, wenden Lehrer oft direkte Verbesserungsmethoden an, die meist fehlschlagen. Es gibt aber einen anderen Weg. Wenn ein Kind Leseschwierigkeiten hat, sollten die Lehrer die Interessen des Kindes herausfinden - vielleicht ist es Fußball. Dann lassen sie Bücher über Fußball herumliegen und vertrauen darauf, dass der eigene Antrieb das Kind dazu bringen wird, das Buch aufzunehmen, um zu schauen, was drinsteht. Wahrscheinlich wird das Kind dann darum bitten, dass ihm beim Lesenlernen geholfen wird, denn es möchte den Inhalt des Buches verstehen. Wir nennen das „die goldene Brücke". Dieses Verfahren kann auch in der Psychotherapie benutzt werden.

Eine Frau mit Schizophrenie war schon zum sechsten Mal im Krankenhaus. Bisher war sie immer medikamentös und mit Schocktherapie behandelt worden. Jetzt wehrte sie sich mit Händen und Füßen gegen jede Art von Behandlung, weil „sie (das Personal) mich umbringen wollen". Ein Berater wurde beauftragt, sie zu interviewen, um ihre Zustimmung zur Behandlung zu erreichen. Ihm gegenüber deutete sie an, dass das Personal sie umbringen wolle, „weil ich eine besondere Beziehung zu Gott habe". Sie erzählte dann drei Vorfälle, bei denen sie Gott getroffen hatte, jedes Mal in einer Bar. „Stellen Sie sich das doch bloß vor, Gott hat mich ausgewählt, um mir einen Drink zu spendieren." Beim ersten Zusammentreffen hatte „Gott" sie dann nach einigen Drinks in ein Motel ins Bett eingeladen. „Stellen Sie sich bloß vor, von allen Frauen in der Welt hat Gott mich genommen." Nach diesem Vorfall war sie nach Hause gegangen, um das Abendessen zu kochen. Als ihr Mann heimkam und ihre Fröhlichkeit bemerkte, stellte er sie zur Rede. Sie erzählte die Ereignisse des Nachmittags. Er explodierte vor Wut und schrie: „Ich bring Dich um!“ - Dem Berater erzählte sie die beiden anderen Begegnungen mit „Gott“ und dieser stimmte ihr zu: „Es scheint wirklich, dass Sie eine besondere Beziehung zu Gott haben.“ Die Patientin erwiderte: „Und wissen Sie, jedes Mal wenn ich zu Gott bete, hat Er meine Gebete erhört.“ „Jedes Mal?“ „Ja, jedes Mal.“ „Das freut mich zu hören. Wenn wir hier in der Sitzung fertig sind, warum gehen Sie da nicht auf Ihr Zimmer und bitten Gott, dass Er nicht zuläßt, dass irgend jemand Ihnen ein Leid zufügt?“ Sie zögert keinen Moment, sondern betete gleich an Ort und Stelle. Die Spannung in ihr löste sich. Heute ist sie völlig *außer Gefahr*.

7

Paradoxe Taktiken

Mozdzierz, Macchitelli und Lisiecki (1976) haben eine ausführliche, nützliche Übersicht über die Verwendung von Paradoxa in der Psychotherapie zusammengestellt, besonders in Bezug zu der Adlerianischen Theorie und Technik. Adler (1927) selbst wird als der Erste angesehen, der paradoxe Intentionen klinisch genutzt hat,[1] obgleich er sie selbst „negative Suggestion" (Adler, 1956, S. 346) nennt. Wexberg (1929/1970) benutzt den Ausdruck „Antisuggestion". Beide Ausdrücke wirkten verwirrend und wurden später fallen gelassen. Frankl (1967, 1985), der mit Adler zusammenarbeitete ehe er selbst in ein Konzentrationslager eingeliefert wurde, hat die Verwirrung beseitigt, indem er die Technik „paradoxe Intention" nannte. Eine umfassende Übersicht über diese Technik liefern Weeks und L'Abate (1982), Omer (1981) und Ascher (1989) in tiefgehenden Analysen paradoxer Behandlungsformen unter verschiedenen Geschichtspunkten.

Für unsere Zwecke genügt die Unterscheidung von zwei Typen paradoxer Taktiken: a) der Klient wird eingeladen das Gegenteil von dem zu tun, was erwartet wird oder „normal" ist und b) der Psychotherapeut tut das Gegenteil vom dem, was der Klient erwartet. Allgemein kann gesagt werden, dass paradoxe Taktiken deshalb erfolgreich sind, weil sie das Symptom „aus dem Kontext

[1] Knight Dunlap (1933), ein Lerntheoretiker, nennt dies die Theorie der „negativen Praxis"

bringen“ (Omer, 1981, S. 332). Mit anderen Worten „Die durch den Therapeuten im Kontext der Symptome erzeugten Veränderungen wandelt diesen Kontext in solcher Weise, dass das Symptom seine Bedeutung und seine Funktion verliert“ (Omer, 1981, S.322). Damit geht der Sinn des Symptoms verloren. Frankl (1969 und Mosak (1987a) haben auch auf die Rolle des Humors bei der paradoxen Intention hingewiesen.

Antisuggestion und paradoxe Intention

Eine hübsche übergewichtige junge Frau beklagte sich beim Therapeuten über „das Übliche“, aber erwähnt besonders, dass sie Schokolade nicht aus dem Wege gehen könne. Der Therapeut fragte: „Ist das alles?“ „Wenn ich nur Schokolade vermeiden könnte,“ erwiderte sie, „würde ich ohne Schwierigkeiten abnehmen.“ Daraufhin nahm er seinen Rezeptblock und verschrieb ihr, sechs Mal am Tage eine gewisse Zahl von Schokoladenriegeln „einzunehmen“. Sie schaute ihn an und dachte er sei verrückt. „Hier,“ sagte er, „ich bin Ihr Arzt und dies ist ein offizielles Rezept.“ Ihr wurde schon beim Wort Schokolade so übel, dass sich ihr Magen umdrehte. Schokolade war nicht mehr nützlich, sie hatte ihren Zweck als eine Belohnung verloren.

Ein anderer Therapeut benutzte die paradoxe Technik bei einem jungen Schizophrenen. Das Hin- und Herrennen des Patienten störte die ganze Belegschaft, aber alle Versuche, sein Verhalten zu regulieren oder zu ändern, schlugen fehl. Dieser Klient hatte schon oft die Behandlung in anderen Zentren beendet, indem er weglief und per Autostop über Land ging (die Betonung liegt wieder auf Bewegung). Die Hilfe der anderen Patienten und des Personals wurde herangezogen und der Klient wurde zum Hin- und Herlaufen ermutigt, aber jetzt mit anderen Klienten. Wenn ihm der Sinn danach stand, sollte er Hin- und Herlaufen, aber jetzt mit einem anderen Klienten oder einem Mitglied des Personals, die die Gelegenheit benutzten, ihm Gesellschaft zu leisten. Er hörte damit auf; der Zweck seines Symptoms war verpufft - er konnte sich durch das Hin- und Herlaufen nicht mehr isolieren. Das Laufen wurde jetzt gleichbedeutend mit Geselligkeit.

Nicht gegen das Symptom ankämpfen

Wenn jemand ein Symptom hat, ist es ganz natürlich, dass man dagegen ankämpft. Warum sollte man auch immer weiter leiden? Dabei wird nicht verstanden, dass ein Kampf gegen das Symptom dieses nicht nur aufrecht erhält, sondern sogar steigert. Lampenfieber zum Beispiel (Horvat, 1937). Wenn man die Angst unterdrücken will, indem man sagt: „Ich darf nicht nervös sein", konzentriert man sich auf die Nervosität, verstärkt sie und alles wird nur noch schlimmer. Eine Analogie kann hier helfen. Nehmen wir an, Sie sind seekrank. „Es" will heraus und Sie wollen „es" unten halten. Wenn man „es" herunterschluckt, braucht man dazu eine größere Kraft als ursprünglich, und „es" herunterzudrücken bedarf einer noch größeren Kraft. Bald sind Sie so krank, dass Sie lieber sterben als leben möchten. Diese Lektion konnte man während des 2. Weltkrieges lernen, als es Wochen dauerte, um Verwundete in die Vereinigten Staaten zu evakuieren. Während dieser Wochen hatten die Soldaten reichlich Gelegenheit, Symptome zu bekämpfen. Heute bringen wir Klienten bei, nicht gegen ihre Symptome zu kämpfen. Manche Therapeuten empfehlen sogar, die Symptome zu üben, fast wie bei einer Theaterprobe.

Die Symptome aufschreiben

Klienten, die eine ungewöhnliche Zahl von Beschwerden haben - das sind z.B. Personen mit somatischen Symptomen oder Hypochonder - , kann man bitten, ihre Symptome aufzuschreiben, sobald sie auftreten. Dies wird zu einer lästigen Aufgabe. Zu einem Hypochonder kann der Therapeut z.B. sagen: „Ich bin bereit, Ihnen zu helfen, wenn Sie mir einige Informationen geben. Ich würde Sie bitten ein Heft bereitzuhalten und wenn dann ein

Symptom auftritt, schreiben Sie es auf, die Uhrzeit, wann es auftrat, was Sie dagegen taten, und ob das die Sache besser oder schlechter machte. Wenn wir uns das nächste Mal sehen, wollen wir darüber reden und schauen, ob wir einen Sinn darin finden können. Dann wird sich zeigen, ob wir das Symptom verschwinden lassen können." Fast immer kommt der Klient zur nächsten Sitzung ohne eine Liste. „Wenn ich eine solche Liste machen würde, hätte ich zu nichts anderem mehr Zeit." Jetzt kann man das Problem umdrehen. „Offensichtlich erscheinen Ihnen die Symptome nicht wichtig genug, um die angeordnete Aufgabe zu erledigen. Wir wollen über etwas anderes als die Symptome sprechen."

Die Diskussion kann sich dann um Selbstverantwortung drehen oder um das Erregen von Aufmerksamkeit, je nachdem. Jedenfalls beklagt sich der Klient nicht mehr über die Symptome und fängt schließlich an, über seine Einstellungen, seine Gefühle oder Motivationen zu sprechen oder sagt, dass das Aufschreiben der Symptome die Mühe nicht wert ist. Adler (1927, 1956) hat diese Art von „Hausaufgabe" jenen Klienten verschrieben, die sich über Schlaflosigkeit beklagten. Er bat sie, eine Liste der nächtlichen Gedanken zu machen, besonders jener, die sie wach hielten, damit man sie am nächsten Tage besprechen könne. Selten ist eine solche Liste geliefert worden und das Problem der Schlaflosigkeit ist damit praktisch erledigt. Oft schläft ein Klient ein, um die verordnete Aufgabe zu vermeiden.

„Wann kommen wir zum schrecklichen Teil?"

Der Psychotherapeut kann auch das Unerwartete tun. Oft stellen sich Klienten als die „schrecklichen" Menschen hin, die „gräuliche" Übertretungen begangen haben und versuchen damit, den Therapeuten in die Rolle der „Müllkippe" (Mosak & Shulman, 1974) zu drängen. Sie ködern den Therapeuten mit den Worten: „Ich habe etwas so Schlimmes getan, dass ich es Ihnen nicht erzählen kann." Je interessierter der Therapeut sich zeigt, um so zurückhaltender wird der Klient. Der Therapeut kann auf dieses Spiel einfach mit den Worten reagieren: „Okay, wenn Sie es mir nicht erzählen können, dann wollen wir uns mit etwas anderem beschäftigen.“ Typisch dabei ist, dass die Klienten schockieren, den Therapeuten aus dem Gleichgewicht bringen, sein Interesse anstacheln und ihn in einen Machtkampf verwickeln wollen. Sie wollen den Therapeuten mit der Schwere ihrer „Sünde“ beeindrucken oder ihn veranlassen, sie zum Erzählen dessen zu zwingen, was sie freiwillig erzählen könnten.

Wenn Klienten aber „beichten“, dann ist das gewöhnlich etwas, das andere tun oder getan haben und worüber diese keine großen Schuldgefühle haben. Wenn sie fertig sind, sitzt der Therapeut ruhig da und sagt kein Wort. Sie erwarten, dass er es „schrecklich“ findet oder gleich daran arbeiten will oder einen „solchen gemeinen Kerl“ ganz von der Psychotherapie ausschließt. Statt dessen sagt der Therapeut zur Überraschung des Klienten nichts, bis dieser schließlich meint: „Sagen Sie denn gar nichts?“ „Gewiss,“ ist dann die Antwort, „nachdem Sie das Schlimme erzählt haben werden.“

Eine Variante dieser Technik kann bei Klienten benutzt werden, die davon überzeugt sind, dass ihr Tun Anlass zur Sorge und ein Zeichen ihrer „Krankheit“ ist. Ein Patient mit affektiven Störungen, gegenwärtig in einer paranoid-depressiven Phase, versuchte das Personal und die Familie davon zu überzeugen, wie „verkommen“ er war, wie „elend“ er gehandelt hatte, und dass er dafür bestraft werden müsste. Trotz wiederholter medikamentöser Anpassungen behielt er die Art und Intensität des Wahns bei. Schließlich versuchte es der Therapeut mit einer Variante der „Wann kommen wir zum schrecklichen Teil?“-Taktik. Er bemerkte, dass es beruhigend und erleichternd sei, was der Klient zu berichten hätte, und ein gutes Anzeichen dafür, dass er aus seiner Depression auftauche. Es sei nämlich ein gutes Zeichen, dass der Klient das Gefühl für „Recht und Unrecht“ wiedergewänne und dass die Entwicklung nach Plan verlaufe.[1] Der Klient war aus dem Konzept gebracht. Das ganze Personal wurde streng angewiesen, eine ähnliche Einstellung wie der Therapeut zu zeigen. Der depressive, paranoide Wahn kam schon am nächsten Morgen zum Stehen.

Wenn die Reaktion des Therapeuten auf das Verhalten sich ändert, wird der Klient mit neuen Verhaltensmustern konfrontiert, denen er normalerweise in seiner Welt nicht begegnet. Eine solche Rolle ist die des „verrückten Therapeuten", über die O'Connell (1975b) und Mosak (1987a) berichten. Eigentlich sind die Symptome des Klienten darauf abgestellt, gewisse Reaktionsweisen bei anderen zu erregen - wenn das nicht geschieht, ist der Klient gezwungen, seine Verhaltensweisen zu ändern. Es gibt eine Analogie vom Tennis. Der Therapeut sollte den Aufschlag des Klienten nicht in jenen Teil des Feldes spielen, wo der Klient steht und den Return erwartet.

Dem Klienten „in die Suppe spucken"

Adler (1956) hat diesen etwas unappetitlichen aber bildhaften Ausdruck geprägt. Wenn man jemandem „in die Suppe spuckt", mag er sie zwar immer noch essen, sie wird aber nicht mehr so gut wie ursprünglich schmecken. Wenn der Klient entsprechend den Zweck eines Symptoms versteht, kann er es immer noch benutzen, aber es wird viel von seinem gewünschten Effekt verloren haben.

Eine Mutter kam weinend zur Beratung bei ihrem Therapeuten und behauptete, dass sie das Leben ihres Kindes zerstört hätte. „Ich habe mein Kind völlig zu Grunde gerichtet," jammerte sie und erwartete, dass der Therapeut widersprechen und sich daraus ein Streit entwickeln würde, wobei der Therapeut bei seinem Versuch, sie zu beruhigen und zu trösten, sich ohnmächtig und hilflos fühlen würde. Da aber viele Therapeuten daran glauben, dass

---

[1] Mosak und Shulman (1974) nennen das „den natürlichen Verlauf der Krankheit erklären."

Kinder Wahlmöglichkeiten haben und dass sie, trotz allem was die Eltern in der Kindererziehung getan haben mögen, selbst entscheiden können, was aus ihnen werden soll, bat der Therapeut sie in ruhigem Ton, mit dem „Prahlen“ aufzuhören. Wenn eine Mutter meint, das Leben ihres Kindes zerstört zu haben, erklärte er ihr, stelle sie sich als jemand dar, die alleinigen Einfluss auf das Kind ausübe. Der Vater, die Geschwister, die Lehrer, andere Kinder, die Kirche - alle beeinflussen das Kind, obgleich keiner von ihnen so „mächtig“ ist wie sie. Nach dieser Erklärung hatte sie die Wahl, weiter zu „prahlen“ oder ihre Rolle realistischer zu untersuchen. Jetzt konnte sie sich nicht mehr so leicht beim Therapeuten über dieses Problem beklagen.

Eine andere junge Frau behauptete als Klientin, sie könne „übernatürliche Dinge tun“, Gedanken lesen, aus Träumen wahrsagen, usw. Sie benutzte diese als Rationalisierung, um keinen sozialen Umgang mit anderen Menschen zu haben. Sie seien ja doch nicht wie sie; sie verstünden sie nicht. Als Reaktion interpretierte der Therapeut, dass sie offensichtlich eine „besondere“ Person sei und als eine solche auch anerkannt werden möchte. Mit diesen Gedanken sage sie sich selbst, wie besonders sie sei. Diese Interpretation legte ihr nahe, ihre Ansprüche auf Besonderheit und Überlegenheit zu überprüfen und zwar „öffentlich“. Schnell verlor sie das Interesse am Übernatürlichen und benutzte es nicht mehr als Entschuldigung, den sozialen Bereich zu meiden.

Das „in die Suppe spucken“ erfordert vom Therapeuten, dass er den Sinn und Zweck des Symptoms in Beziehung zum sozialen Umfeld des Klienten versteht (Shulman & Mosak, 1967). Adler (1956) zitierte gern Sokrates, von dem man berichtet, dass er zu einem jungen Mann, der in einem abgetragenen und zerrissen Mantel durch die Straßen von Athen spazierte, sagte: „Deine Eitelkeit schaut aus allen Löchern deines Mantels....(S. 232).“ Der Therapeut muss solche Widersprüche verstehen und gleichzeitig erkennen, dass die Widersprüche wahrscheinlich nur „offensichtlich“ sind. In Wirklichkeit will der Klient durch die Symptome etwas gewinnen. Wenn man das „öffentlich“ macht d.h. es dem Licht des gesunden Menschenverstandes aussetzt, verliert es seinen Zweck.

Die Taktik braucht nicht darauf beschränkt zu bleiben, Symptome zu kurieren, man kann sie auch auf manche Lebensstilüberzeugungen richten (Shulman & Mosak 1988) oder gegen das, was Ellis und Harper (1975) den „irrationalen Glauben“ nennen. Ein Therapeut behandelte einen College Studenten, der Englisch als Hauptfach hatte, und entdeckte, dass sein Klient alles in Begriffen der Männlichkeit interpretierte, wobei viele seiner Verhaltensweisen ihn entweder mehr oder weniger „männlich“ erscheinen ließen. Er forderte von sich selbst, der männlichste aller Männer zu sein und geriet regelmäßig mit anderen Männern in handgreiflichen Streit. Lange Zeit wagte er es nicht, mit einem Mädchen auszugehen, weil er befürchtete, dass das Mädchen herausfinden könnte, dass er kein „richtiger“ Mann sei. Schließlich ging er doch mit Mädchen aus, aber spielte dabei ein Spiel. Er führte das Mädchen in eine Bar oder ein Restaurant aus und im Laufe des Abends wandte er sich an einen Mann, der in der Nähe saß, und drohte: „Ich mag nicht, wie du mein Mädchen anguckst.“ Der andere entfernte sich gewöhnlich, weil er keinen Streit wollte, aber unser Klient bildete sich ein, dass das seine Bekannte von seiner Männlichkeit überzeugen würde.[1] In dem Gespräch mit dem Therapeuten prahlte er ständig mit seinen männlichen Heldentaten. Eines Tages, als Antwort auf solch eine Prahlerei, rief der Therapeut aus: „Sie sind wirklich ein eitler Kerl.“ Eingeschnappt fragte der Klient: „Was ist so verkehrt daran? Ich habe doch auch etwas, worauf ich eitel sein kann.“ Worauf der Therapeut erwiderte: „Als Student des Englischen sollten Sie wissen ‘Eitelkeit, dein Name ist Weib.’“

---

[1] Er wurde schließlich von diesem Verhalten „geheilt“, nicht durch seinen Therapeuten, sondern durch einen Mann, der ihm einen Revolver an den Kopf hielt und dazu sagte: „Was wollen Sie jetzt dagegen tun?“

Kurt Adler (1961) berichtet, wie er diese Taktik mit suicidgefährdeten Klienten benutzt:
Patienten haben mich schon mit der Frage herausgefordert, wie ich mich fühlen würde, wenn ich von ihrem Selbstmord in der Zeitung lese. Ich antworte dann, dass es schon möglich sei, dass ein nachrichtenhungriger Reporter eine solche Notiz aus dem polizeilichen Tagebuch herauspickt. Am nächsten Tage würde die Zeitung aber schon alt sein und höchstens würde ein Hund die Nachricht vom Selbstmord dadurch beehren, dass er in einer ruhigen Ecke sein Bein darüber hebt. (S. 66)

Die zehn Finger Taktik

Häufig treffen wir auf das Phänomen der geringen Selbstachtung. Klienten kasteien sich mit Sätzen wie „Ich bin ein Versager." „Ich tue nichts richtig." „Ich mag/achte mich selbst nicht." Wenn Klienten einmal auf diesen Weg geraten sind, so ist eine Methode, sie von dieser Geringschätzung ihrer selbst abzubekommen, dass man sie bittet, zehn nette, positive Sachen über sich selbst aufzuschreiben. Nach einigem Hin und Her schreiben sie dann zwei oder drei Eigenschaften. „Ist das nicht genug? Mir fällt nichts mehr ein." Der Therapeut hält dann drei Finger hoch und sagt: „Sie müssen noch sieben aufschreiben," und wartet dann schweigend. Dies hat zwei Auswirkungen auf die Klienten. Zum einen wird ihnen bewusst, wie sie ihre Aufmerksamkeit gewöhnlich auf das Negative statt auf das Positive richten. Zum anderen zeigt es ihnen, dass der Therapeut an das Positive in ihnen glaubt. Die Liste kann auch den Umständen angepasst werden, indem zehn nette Sachen über die Kinder aufgeschrieben werden, oder zehn nette Dinge, die in dieser Woche oder in diesem Monat geschehen sind. Da jedem von uns gute und schlechte Dinge zustoßen, ist es eine Frage der Auswahl, womit wir uns befassen. Womit wird sich der Klient also am meisten beschäftigen?

Wenn die Klienten die Aufgabe mit viel Mühe erledigt haben, seufzen sie erleichtert. Dann kann der Therapeut sie fragen:

„Nehmen wir mal an, ich kenne jemanden, der... „ und er liest dann die aufgelisteten Eigenschaften, „was würden Sie von einer solchen Person halten?“ Manche Klienten meinen, das sei ein „netter Mensch“, andere setzen ein Lächeln auf und würden einen solchen Menschen gern treffen. Der Therapeut kann dann anbieten, dem Klienten eine solche Person vorzustellen. Oder er kann die Sache weiterführen und den Klienten bitten, einen kleinen Taschenkalender zu besorgen, wo er jeden Tag etwas Nettes, Positives einträgt, was er ist, getan hat oder tun wird. Gewöhnlich stimmen die Klienten zu. Der Therapeut unterrichtet sie dann davon, dass dies ein risikoreiches Experiment sei und sie vorher ihr Einverständnis dazu geben müssten. Jetzt schaut der Klient verwirrt und der Therapeut erklärt: „Am Ende eines Jahres werden Sie 365 Eintragungen in Ihrem Kalender haben; wie werden Sie dann den Mythos aufrecht erhalten können, dass Sie ein Versager (unfähig, wertlos, minderwertig usw.) sind?“

In veränderter Form kann diese Taktik auch in der Ehetherapie benutzt werden. Viele Paare kommen zur Ehetherapie, um sich über einander zu beklagen. In einer solchen Sitzung wird jeder gebeten zehn positive Dinge über den Partner zu sagen. Wenn sie das nicht können, besteht für die Ehe wahrscheinlich wenig Hoffnung. Wenn sie es jedoch können, so kann das die Atmosphäre in der Sitzung und die Einstellung des Paares ändern. Es gibt ja nicht nur Probleme, die „gelöst“ werden müssen, sondern auch Stärken, auf denen aufgebaut werden kann. Die therapeutische Arbeit wird sich eher auf diese beiden Dinge konzentrieren als auf das Fehlerfinden, das oft für Eheberatungssitzungen typisch ist.

In Situationen, da der Klient vom Therapeuten nur ein Herumreiten auf dem Negativen erwartet, kann eine solche paradoxe Aufforderung sehr hilfreich sein. Es ist ja nicht der Therapeut, der die Liste der positiven Dinge aufstellt (wie es oft im sozialen Umfeld der Klienten geschieht), es sind die Klienten selbst. Wäre das Ehepaar z.B. unfähig oder unwillig mitzumachen, so könnte der Therapeut sagen: „Wenn da nichts Nettes an ihm (oder an ihr) ist, dann können Sie Charaktere sehr schlecht beurteilen. Sollten Sie wirklich jemanden geheiratet haben, an dem (oder an der) nichts Nettes ist?“ Aus einer Sitzung mit lauter Gemecker wird eine realistischere. Auch wenn die negativen Probleme immer noch bestehen - und behandelt werden müssen -, bemerkt doch jeder die Veränderung. Eine Arbeitsatmosphäre ist entstanden, in der der Therapeut den Klienten erklären kann, dass man wohl kaum in einem Restaurant bedient werden würde, wenn man dem Kellner bloß sagte, was man *nicht* haben möchte. Mit dieser Einstellung kommt man nicht sehr weit. Um seine Bedürfnisse befriedigt zu bekommen, muss man sich darauf festlegen, was man haben will. Dann kann man sich in dieser Richtung bewegen. Indem man das Positive auflistet, beginnt die Bewegung daraufzu. Corsini (1967) hat ein „Erste-Hilfe-Paket“ für Ehen zusammengestellt, in dem er Ehepartner auffordert, ihre Wünsche zu äußern und sich dann daraufzu zu bewegen.

Sich auf das Positive konzentrieren

Obgleich viele Klienten zugeben, dass sie Probleme mit der Selbstachtung haben, wissen sie nicht, wie sie mehr davon bekommen können. Sie meinen, dass sie sich selbst vollständig zu wandeln haben. Der Therapeut widerspricht dem.

Jeder hat positive und negative Gedanken, Überzeugungen und Erinnerungen in seinem Kopf. Wer sich auf die positiven konzentriert, kommt zu der Überzeugung „Ich bin Okay.“ Wenn man sich aber auf die negativen konzentriert, wird man zu dem Ergebnis kommen „Ich bin nicht Okay.“ Es geht also nicht so sehr darum, sich selbst völlig zu verändern, als vielmehr sich dazu zu entscheiden, mehr auf die positiven als auf die negativen Dinge zu schauen. Selbst wenn wir unsere Fehlschläge und Mängel zugeben, ist es sinnvoller, auf das Positive zu blicken, denn man wird sich erstens besser fühlen und zweitens werden Menschen, die glauben, dass sie Okay sind, besser im Leben zurechtkommen.

Aufgeben

Manaster und Corsini (1982) unterscheiden zwei Formen dieser Taktik, die sparsam eingesetzt werden sollte.[1] Der Therapeut kann „aufgeben" oder den Klienten dazu drängen aufzugeben. Adler (1956) beschreibt eine Tendenz zur Herabsetzung bei Klienten, die sie innerhalb und außerhalb der Therapie anwenden. In der Therapie besteht die Tendenz darin, den Therapeuten zuerst groß zu loben und ihn dann niederzuschlagen d.h. ihn zu demütigen oder seine Fähigkeiten abzuwerten. Indem er den Therapeuten zuerst auf einen hohen Sockel stellt, gibt der Klient sich selbst die Möglichkeit, den Therapeuten von dort herunterzustoßen und therapeutische Maßnahmen zu vermeiden. Mosak und Gushurst (1971) beschreiben bildhaft, wie der Therapeut, wenn er auf die Schmeichelei des Klienten hereinfällt, sich selbst zur Spielfigur des letzteren macht. „Aufgeben" kann etwas Unerwartetes sein und den Klienten aus dem Gleichgewicht bringen. Sein Spiel wird dadurch gestört.

In der ursprünglichen Form dieser Taktik (Manaster & Corsini, 1982) gibt der Therapeut einfach seine Niederlage zu und legt die Verantwortung wieder dem Klienten auf. „Wir haben daran schon oft genug gearbeitet und Sie machen es trotzdem immer wieder. Ich gebe es auf. Ich fürchte ich kann Ihnen dabei nicht helfen." Indem er zugibt, dass der Klient in dieser Situation „zäher" ist und der Therapeut „machtlos" - nicht „schwach" - wird das Spiel des Klienten gestört. Dadurch ist der Sieg nicht mehr so süß. Oft genug übernimmt der Klient dann die Verantwortung, um an dem Problem zu arbeiten. „Na ja, wissen Sie, so schlimm ist es auch wieder nicht. Vielleicht wenn...."

Eine andere Variante des Themas besteht darin, dem Klienten das Aufgeben nahezulegen. Der Therapeut kann sagen: „Ja. Sie haben Recht. Es ist ein ziemliches Ding. Vielleicht sollten Sie aufgeben und akzeptieren, dass man daran nichts ändern kann."

---

[1] Eine Änderung dieser Technik kann auch in der Eheberatung benutzt werden (Phillips & Corsini, 1982).

Dem Machtkampf geht die Luft aus und die Überzeugung des Klienten, die Kontrolle auszuüben, ist erschüttert. Der Therapeut kann fortfahren: „Sie können lernen, damit zu leben.“ Manche Therapeuten benutzen in dieser Situation auch die zweite Zeile des Gelassenheits-Gebetes.[1] Oft antwortet der Klient dann: „Da muss doch etwas sein, was ich tun kann.“ Wenn der Klient Bernes (1964) Spiel betreibt: „Warum machen Sie nicht „Ja, aber,“[2] dann können die Rollen vertauscht werden (O'Connell & Brewer, 1971), wobei nicht der Therapeut sondern der Klient Alternativen benennt und sie dann abschießt.

Wenn man den Klienten dazu drängt aufzugeben, dann kann das auch seinen Widerstand hervorrufen. Das könnte der Therapeut etwa auf folgende Art erreichen:

„Therapie ist ähnlich wie Tennis oder Schach ein Spiel zwischen zwei Personen. Die üblichen Spiele nennt man auch Nullsummenspiele. Wenn Sie gewinnen, verliere ich. Wenn ich gewinne, verlieren Sie. Auch der Betrag den Sie gewinnen ist der Betrag, den ich verliere. Das Therapie-Spiel ist aber kein Nullsummenspiel. Die Ergebnisse lauten anders. Wenn ich in der Therapie gewinne, gewinnen Sie auch. Wenn Sie gewinnen, verlieren Sie. Wie wär's, wenn Sie mir das Spiel übergeben und mich gewinnen lassen?“

Was würden Sie nicht verändern wollen?

Coyne (1984) und die Gruppe am Mental Research Institute of California haben eine Reihe von Techniken für die Eheberatung entwickelt, die aber auch in der Einzel- und Familientherapie verwendet werden können.

---

[1] Dieses Gebet wird von den Anonymen Alkoholikern benutzt und wird oft Franz von Assisi oder Reinhold Niebuhr zugeschrieben: „O Gott, gib mir Mut, die Dinge zu ändern, die ich ändern kann, die Gelassenheit, die Dinge zu ertragen, die ich nicht ändern kann, und die Weisheit, das eine vom anderen zu unterscheiden.“

[2] Adler (1956) hat diesen Satz eingeführt, um die Bewegung des Neurotikers zu beschreiben.

Man fragt die Klienten möglichst schon in einer der ersten Sitzungen: „Was würden Sie bei sich selbst (in Ihrer Ehe, Ihrem Beruf, Ihrem Familienleben usw.) *nicht* ändern wollen? Ich weiß, das ist eine komische Frage, denn Ihre Gedanken sind im Augenblick auf etwas anderes gerichtet. Wenn Sie also Änderungen anbringen, was würden Sie gerne beibehalten, weil Sie damit zufrieden sind?" Eine solche Frage verfolgt mehrere Absichten. Wie die Zehn-Finger-Taktik richtet sie den Blick auf das Positive im Leben der Klienten. Zweitens liegt da eine versteckte Andeutung, die die Einstellung vieler Klienten ändern kann - es wird eine Veränderung geben. Dabei haben sie die Kontrolle darüber, was sie ändern wollen und was nicht. Drittens schafft es eine positivere Therapieatmosphäre. Der Therapeut nimmt es als selbstverständlich an, dass, obgleich die Klienten Probleme haben, es an ihnen doch positive Aspekte gibt. Es gibt also auch Dinge, die sie richtig machen. Und viertens kann es die Litanei von Klagen und Beschwerden unterbrechen, die man oft in den ersten Interviews zu hören bekommt und somit kann die therapeutische Arbeit richtig voranschreiten.

8

Bildhafte Taktiken

Klienten verstehen es großartig, Bilder zu schaffen und beizubehalten, die sie auf nutzlose, unproduktive Wege führen. Ein junger Mann stellt sich vor, wie er ausgelacht und lächerlich gemacht wird, wenn er sich mit einem Mädchen verabreden will. Ein Frau weigert sich, ihren Chef anzusprechen, weil sie das Bild vor Augen hat, wie er sie niedermacht. Ein Schüler zögert, sich in der Klasse zu melden, weil er befürchtet, dass er eine falsche oder dumme Antwort geben wird und er kann schon fast hören, wie die Klasse spöttisch flüstert, wie blöd er ist. Dies sind nur einige wenige Beispiele, die wir bei Klienten finden können, die sich selbst verschiedene sichernde Verhaltensweisen antrainiert haben.

Wenn man Symptome hat, muss man sie umsorgen und nähren (Mosak & Schulman, 1974), sonst verblassen sie mit der Zeit und verlieren ihre Intensität. Das Schaffen von Bildern bietet eine Möglichkeit, sich zu erinnern und Symptome zu pflegen, wenn die vermiedenen Stimuli schon fehlen. Solche Bilder können überwältigender wirken als die Stimuli selbst.

In dieser reichhaltigen Mine kann man „schürfen“ und die Kreativität der Person auf nützlichere und sinnvollere Pfade lenken. Ein kreativer Therapeut wird herauszufinden versuchen, was seinen Klienten bewegt und wenn dieser einmal in Bewegung geraten ist, wird der Therapeut diese Bewegung unterstützen. In witziger Weise ist gesagt worden, dass Freud „hinter“ seinem Klienten blieb; Rogers war „mit“ seinem Klienten und Adler ihm immer „einen Schritt voraus“. Wenn an diesem Witz etwas Wahres ist, dann kann der Gebrauch von Bilder eine produktive Methode sein, um Klienten immer einen Schritt voraus zu sein und zu bleiben.

„Anker“

Auf eine einfache Formel gebracht, geben wir jeder Person in Gedanken einen Namen und wenn es angebracht ist, verraten wir ihr den Namen (Mosak, 1995). Wenn der Name zutreffend ist, wird der Klient mit einem Lächeln oder einem Erkennungsreflex reagieren (Dreikurs, 1967a) oder wird einfach sagen, „Ja, das bin ich.“ Wenn das in freundlicher Weise und in der Absicht geschieht, dem Klienten zu helfen und ihn nicht zu verletzen (Mosak, 1995), wird dieser „Anker“ den Klienten daran erinnern, welche Ziele er anstrebt.

Einige Therapeuten, vor allem solche der Transaktionsanalyse (Steiner, 1995) bitten den Klienten, den „Anker“ selbst zu erfinden. „Wenn Sie ein T-Shirt hätten und eine Aufschrift erfinden sollten, die Sie gut beschreibt, was würden Sie in ein oder zwei Worten geschrieben haben wollen?“ Dann werden Namen wie „kleine Prinzessin“, „harter Bursche“ oder „stark aber schweigsam“ als solche Anker genannt. Spezifischer könnte „Lots Frau“ für eine Person gewählt werden, die die Tendenz hat, immer über die Schulter in die Vergangenheit zu schauen. So jemand könnte dann auf die Bemerkung von dem Philosophen und Arzt Maimonides (1982) hingewiesen werden, dass „unsere Augen vorne am Kopf angebracht sind und nicht hinten. Man sollte deshalb vorwärts und nicht rückwärts schauen“ (S.127). Dreikurs benutzte den Namen „Frau Gott“ für solche Mütter, die immer Recht haben oder kontrollieren wollten. „Stürmender Stefan“ wäre die Bezeichnung für einen Mann, der meint, immer den ersten Schlag austeilen zu müssen. Manaster & Corsini (1982) liefern weitere Beispiele für solche Namen. „Dr. Doolittle“ könnte jemand heißen, der Tiere den Menschen vorzieht und dem Kontakt zu Menschen aus dem Wege geht. „Mecky Messer“ schaut immer nach Feinden aus und möchte sie überrumpeln. „Kleine Waise Anna“ ist in einer feindlichen Welt allein, aber sie ist tapfer und etwas naiv (S.139f). Dort, wie auch bei Adler (1929/1964a) und Mosak (1995) findet man weitere Beispiele.

Therapeuten müssen auch selbst kreativ sein. Sie müssen die Fähigkeit entwickeln, die Lebensgeschichte und den Lebensstil des Klienten zu benutzen, um einen passenden „Anker“ zu finden oder zu erfinden. Klienten können dann diesen Namen als „Blitzmerker“ verwenden, um sich daran zu erinnern, was sie vom Leben und von anderen erwarten und wie sie es einrichten, Situationen zu schaffen, die diese Erwartungen erfüllen.

Metaphern

Lenrow (1996), Gordon (1978), Angus und Rennie (1989), Mosak (1995) und Kopp (1995) haben das Thema der Metaphern in der Psychotherapie behandelt. Lenrow erkennt vier Funktionen, die Metaphern erfüllen können:

- Die Bereitschaft, neue Vorstellungen über die eigene Person auszukundschaften und alte Annahmen und Entscheidungen abzulegen.
- Intensivere Aufmerksamkeit auf gewisse Handlungen und Transaktionen
- Die Erkenntnis, welche Beiträge der eigene Lebensstil insbesondere im Verhältnis zu anderen liefert.
- Ein LernProzess, der auf andere Situationen übertragbar ist. Mit Metapher meinen wir „Sprache, die sich auf visuelle, auditive oder körperliche Ereignisse in konkreter Art bezieht“ (Lenrow, 1966, S. 145).

Andere Autoren zu diesem Thema definieren Metaphern umfassender. Metaphern machen Ereignisse bewusster, während „Anker“ gewöhnlich auf das Subjekt Bezug nehmen, einschließlich der sich aus dem Zusammenhang ergebenden Betonung. Wir verwenden Metaphern um eine „konkrete“ Beziehung zwischen dem Subjekt und der Situation herzustellen. In der Praxis zielt die Metapher auf die augenblickliche Schwierigkeit, in der sich der Klient befindet. Ein Beispiel: „Sie sehen aus, als ob man Sie durch den Wolf gedreht hat. Wie lange werden Sie es zulassen, dass er (oder sie) das mit Ihnen macht?“ Wenn die Metapher trifft, kann sie als eine lebhafte Erinnerungshilfe oder als eine Motivation dienen, wenn der Klient das nächste Mal in der gleichen Situation ist. Sie kann ein zusätzliches Gefühl der Stimmigkeit verleihen und dem Klienten ermöglichen, viele komplexe Transaktionen, Gefühle und Gedanken zusammenzufassen und zu verstehen und sich jetzt für eine angemessenere Handlungsweise zu entscheiden.

Man kann auch in frühen Kindheitserinnerungen Metaphern entdecken (Kopp, 1995, Mosak, 1995). Eine Frau erzählt folgende frühe Erinnerung: „Ich lebte auf einer Farm. Es war ein wunderbar regnerischer Tag. Ich kam von der Schule. Ich überquerte ein Feld, das sehr schlammig war. Ich sank bis an die Hüften in den Schlamm und konnte nicht herauskommen. Ich fühlte mich in einer Falle gefangen.“ Unabhängig von der Interpretation dieser Erinnerung können wir die Metapher „im Schlamm stecken“ wahrnehmen.

Eine Klientin vertraute ihrem Therapeuten die Wirkung an, die eine Metapher auf ihren Umgang mit ihrem Ex-Ehemann hatte. „Ich fing schon wieder an mit ihm am Telefon zu streiten, als ich mich daran erinnerte, worüber wir gesprochen hatten. Ich bekam wieder das Gefühl, wissen Sie, als ob ich stromauf gegen den Strom schwimme und ich hörte auf. Ich sagte mir, ‘Warum zum Teufel haben wir das nötig?’ Ich stieg aus dem Streit aus und mein ganzer Tag war nicht wie sonst verdorben.“

Bilder

Während „Anker“ Namen sind, mit denen der Persönlichkeitsstil klar herausgestellt wird und Metaphern sich auf Person-Situation beziehen, sind Bilder Symbole, die man Klienten zu bilden bittet, um ihr Verhalten zu ändern. Mosak (1995) gibt ein Beispiel für diese Taktik, die er bei einem Klienten anwandte, der Schwierigkeiten beim Geschlechtsverkehr hatte. In der Gruppentherapie wurde er gefragt, warum Hunde, wenn sie „es“ tun, nie Schwierigkeiten zu haben scheinen. Er wurde angewiesen, an dieses Bild zu denken, wenn er das nächste Mal Geschlechtsverkehr haben wollte und zu sich selbst „Wau, Wau“ zu sagen. Bei der nächsten Gruppensitzung berichtete er, dass er erfolgreich „gewauwaut“ hatte.

Ein Therapeut erzählt Klienten, die sich selbst groß machen oder sich selbst klein machen, dass sie ihr Leben leben, als ob sie ständig einen von diesen entstellenden Jahrmarktspiegeln mit sich herumtragen, die die Menschen größer, kleiner oder entstellt wiedergeben.

Da sie sehr auf die Situation bezogen sind, müssen solche Bilder bei jedem Klienten anders aussehen. Eine Klientin, die sehr daran gewöhnt war, dass alles nach ihrem Willen laufen musste, fühlte sich von jedem herausgefordert, der ihre Macht bedrohte. Sie machte sich sofort daran, den Menschen „von seinem hohen Ross herunterzuholen.“ Sie bekam den „Anker“ „David“ und ihr wurde gesagt, wenn sie das nächste Mal in einen Kampf mit dem Riesen gehen würde, nach einer Schleuder Ausschau zu halten. Das Bild half, das Verhalten zu ändern.

Konkrete Bilder

Bilder sind dann „konkret“, wenn sie tatsächlich existieren. Statt dass er sich etwas vorstellt oder eine Handlung symbolisch ausführt, gibt man dem Klienten etwas, das er als Gedächtnishilfe mit sich tragen kann.

Zweitgeborene Kinder, die im erwachsenen Leben noch immer mit dem älteren Geschwister im Wettbewerb stehen und diese Konkurrenz auch in der Beziehung zu anderen erleben, kann man einen Aufkleber geben mit „ Avis – We try harder!"
„Babys" bekommen einen Schnuller, den sie mit sich herumtragen. Ein Therapeut riet einem Klienten eine winzige Peitsche in seine Tasche zu stecken, damit er sich damit schlagen könnte, wenn er den Bedarf danach verspürte. Eine solche Taktik dient dem Klienten als Gedächtnishilfe und als eine konkrete Souffliersage.

Eine Klientin fügte jedem Satz das Wort „aber" hinzu. Der Therapeut bat sie, ein billiges Wörterbuch zu kaufen, aber sagte nicht wozu. Es war seine Absicht, das Wort „aber" mit einem dicken Filzstift auszustreichen und sie dann anzuweisen, das Wörterbuch zu Hause auf dieser Seite aufgeschlagen zu lassen, um sie daran zu erinnern, dass das Wort „aber" in ihrem deutschen Wortschatz nicht mehr vorkam. Sie brachte das Wörterbuch und als der Therapeut es aufschlug, um das Wort auszustreichen, entdeckte er zu seinem und der Klientin Erstaunen, dass das Wort „aber" ausgelassen worden war.

Andere Therapeuten verteilen an ihre Klienten Postkarten mit witzigen Sprüchen, wie:
„Ich fordere Dich zur Freundschaft heraus."
„Was ich haben will, ist immer mehr, als ich je bekommen kann."
„Ich garantiere vorbehaltlos, dass ich voller Fehler bin."
„Moment mal, komm zurück. Da ist noch ein Teil meines Gesichtes, auf dem du nicht herumgetrampelt bist."

Zukünftige Autobiographie

Die zukünftige Autobiographie stützt sich auf eine wiederholte Episode in *Of Mice and Men* von John Steinbeck (1937). George und Lenny sind wandernde Farmarbeiter, die auf Arbeitsuche mit der Eisenbahn schwarzfahren. Um sich während der langen Stunden im Güterwagen die Zeit zu vertreiben, bittet Lenny, der ein Schwachkopf ist,

„Also los, George, erzähl doch mal, George, bitte. Du hast das schon mal gemacht, also George, du kannst das doch auswendig."

„Mach es doch selbst."

„Nein, du. Ich hab's schon wieder vergessen. Erzähl doch, wie es sein wird."

George antwortet mit einer zukünftigen Autobiographie. „Okay. Eines Tages werden wir die Knete beisammen haben, wir werden ein kleines Haus haben, einige Hektar Ackerland und eine Kuh und einige Schweine. Und dann noch ein großes Stück Gemüseland und einen Kaninchenstall und Hühner. Wenn's im Winter regnet, werden wir, verdammt noch mal, nicht arbeiten gehen, sondern im Herd ein Feuer machen und horchen, wie der Regen auf's Dach trommelt. Blöd, jetzt ist's genug."

Mosak und Maniacci (1995) und Nikelly und O'Connell (1971) geben Beispiele und beschreiben die Verwendung einer zukünftigen Autobiographie. Man bittet den Klienten um eine Beschreibung, wie er in der Zukunft sein wird, in fünf oder zehn Jahren. Ein Klient berichtete, dass er in zehn Jahren entweder bedeutend, erfolgreich und glücklich sein würde oder der König der Landstreicher (ein Bild!), mit langen Haaren und schmutzig auf der Straße herumstreifen und keiner kümmert sich um ihn.[1] Fragen nach solchen Projektionen in die Zukunft können für Klienten emotional sehr bedeutungsvoll sein und sie sind eine wirksame Methode, die Ziele - die Bereitschaft, in der Therapie zu arbeiten - und Hoffnung einzuschätzen. Die Aufgabe kann auch anders gestellt werden. Man kann den Klienten fragen, sich das Leben vorzustellen, wenn die Therapie erfolgreich oder nicht erfolgreich wäre, d.h. wenn das Leben sich nicht änderte und der bisherige Lebensstil intakt bliebe. Man kann dem Klienten auch nachhel-

---

[1] Man beachte die *'aut Caesar aut nihil'*-Einstellung der zyklothymen Persönlichkeit und die bipolare affektive Störung (Mosak & Shulman, 1966).

fen: „Sie sind jetzt auf dem Wege zu einer Situation wo Sie allein, einsam vor einem kleinen Fernseher in einem muffigen Zimmer ein fades, kaltes Abendessen mampfen: Wollen Sie es dahin kommen lassen?“ Das letztere war eine Konfrontation.

Die Tastendruck-Taktik

Viele sehen Adler als den ersten kognitiven Psychotherapeuten an (Bedrosian & Beck, 1980; Shulman, 1985). Er glaubte, dass unsere Gedanken und unsere Meinung über „Tatsachen“ unsere Gefühle und unser Verhalten beeinflussen. Indem man bei jemandem die Meinung oder die Gedanken änderte, könnte man die Stimmung ändern. Auf dieser Vorstellung basiert Becks (1976) kognitive Behandlung von Depressionen. Auch Mosak (1985, 1995) hat dieses Konzept bei der Arbeit mit depressiven Klienten benutzt. Er weist darauf hin, dass ein depressiver Klient entmutigt ist und, um in der Therapie Fortschritt zu machen, es daher ratsam ist, die Depression zu unterbrechen und den Klienten dadurch zu ermutigen. Man geht in folgender Weise vor:

Dies ist ein Experiment aus drei Teilen. Bitte schließen Sie die Augen und halten Sie sie geschlossen, bis alle drei Teile vorüber sind. Zuerst möchte ich Sie bitten, in Ihren Erinnerungen zu graben und einen glücklichen Augenblick, eine angenehme Erinnerung, einen Erfolg, einen Moment der Liebkosung, einen schönen Sonnenuntergang zu finden und sich vor Augen zu halten, als ob Sie auf einen Bildschirm schauen. Schauen Sie sich dieses Erlebnis von Anfang bis zum Ende an und erleben Sie wieder das Gefühl, dass Sie damals hatten. Fangen Sie jetzt an und erinnern Sie sich daran, wie wunderbar es war. Wenn Sie fertig sind, heben Sie bitte einen Finger als Signal und wir kommen dann zum nächsten Teil.

Wenn der Klient dieses Signal gibt, dass die „Fernsehshow“ zu Ende ist, fahren wir mit dem zweiten Teil fort:

Jetzt bitte ich Sie, in Ihrer Erinnerung zurückzugehen und ein grausliches Ereignis zu finden. Sie waren vielleicht krank, jemand war gestorben, Sie wurden abgelehnt, Sie haben versagt. Betrachten Sie das Ereignis wieder wie auf dem Bildschirm und erleben Sie auch die Gefühle von damals wieder. Beginnen Sie jetzt und erinnern Sie sich, wie schrecklich es war. Heben Sie wider den Finger hoch, wenn Sie zu Ende sind, wir kommen dann zu Teil drei.

Wenn wir das Signal erhalten, kommen wir zum Ende des Experiments:

Nun gehen Sie wieder zurück und rufen Sie sich eine andere angenehme Erinnerung ins Gedächtnis zurück, oder wenn Sie keine finden, gehen Sie zu der Erinnerung in Teil eins. Schauen Sie sich „im Fernsehen" von Anfang bis zum Ende an und erleben Sie wieder die Gefühle, die Sie damals hatten. Erinnern Sie sich, wie wunderbar und großartig es war. Wenn Sie fertig sind, öffnen Sie bitte die Augen.

Wenn das „Experiment" zu Ende ist, bittet man die Klienten darüber die sprechen. Unser Ziel ist es, ihnen zu folgenden Assoziationen zu verhelfen:

1. Was man fühlt, hängt von dem ab, was man denkt.[1] Wenn jemand an gute Sachen denkt, fühlt er sich gut; wenn er an unangenehme denkt, fühlt er sich schlecht.
2. Anstatt das Gefühl zu haben, dass man das Opfer der Depression ist, dass die Depression einen im Griff hat und nicht loslässt, kann der Klient beobachten, dass er die Depression durch das erzeugt, was er denkt.

---

[1] Genauer ausgedrückt, jedem Gefühl liegt eine Kognition zugrunde (Dreikurs, 1967a; Ellis & Harper, 1975). So spiegelt Ärger die Erkenntnis: „Es gibt etwas, von dem ich fühle, dass es geändert werden muss.

3. Anstatt sich hilflos der Depression zu überlassen, lernt der Klient, dass er die Depression kontrollieren kann. Er lernt, dass er dafür verantwortlich ist, aber die Depression erzeugt oder sie beibehält (Shulman & Mosak, 1967). Da der Klient sie beibehalten kann, kann er sie auch ausschalten.
4. Man braucht keine Ewigkeit, um eine Depression abzubrechen. Der Klient hat erlebt, dass er von einem unangenehmen Gefühl auf ein angenehmes umschalten kann.

Wenn der Klient diese Zusammenhänge verstanden hat, sagt ihm der Therapeut, dass er zwei imaginäre Drucktasten heimnehmen wird: Eine „glücklich“-Taste und eine „deprimiert“-Taste. Wenn der Klient die „glücklich“-Taste drückt, wird er angenehme Gedanken denken und angenehme Gefühle haben. Wenn der Klient jedoch zum nächsten Interview kommt und sich immer noch deprimiert fühlt, wird man ihn fragen, warum, da er doch die „glücklich“-Taste hätte drücken können, er die „deprimierte“ vorgezogen habe. In dem Falle werden wir darüber sprechen müssen, warum es sich bezahlt macht, weiterhin deprimiert zu sein. Mit Hilfe dieser Technik werden Depressionen abgeschaltet, stellt man beim Klienten einen inneren *locus* der Kontrolle wieder her, gibt ihm ein Gefühl der Hoffnung, dass er gegen seinen „Zustand“ etwas machen kann und erleichtert die weitere Bearbeitung der Depression. Brewer (1976) hat dieses Verfahren bei der Behandlung von Situationsdepressionen sehr effektiv gefunden. Fagan (1975) beschreibt eine ähnliche Technik bei der Behandlung von Kopfschmerzen.

Geschichten

Fox (1980) hat schon über die Rolle von Geschichten in der Psychotherapie geschrieben und dabei bemerkt, dass eine Funktion des Menschseins das Erfinden von Geschichten ist. „Daraus ergibt sich, dass ein Zweck der Therapie darin besteht, den Patienten zu helfen, bessere Geschichten zu erfinden.... Patienten können auch als Menschen gesehen werden, die an Geschichten leiden, die den Bedürfnissen der Welt, wie sie sie erfahren, nicht angemessen sind“ (S.40). Berne (1972) spricht von Lebens-„Skripten“ und zieht Parallelen zu Adlers Konzept der „Lebensstile“. Beide sehen die Menschen Geschichten oder „Dramen“ schaffen, die dann im täglichen Leben gespielt werden. Fox behandelt die Verwendung von Geschichten in der Therapie ausführlich. Er erzählt den Klienten Geschichten und lässt sie Geschichten erzählen, wobei die Kommunikation auf mehreren Ebenen (wörtlich, symbolisch) stattfindet. Er berichtet, dass mit der Besserung der Klienten auch die Geschichten besser werden.

Maniacci (1988) erörtert im Rahmen der Gruppenpsychotherapie die Rolle des Schreibens im allgemeinen und die von Geschichten im besonderen. Geschichten können für die Beurteilung wie auch für den Wandel benutzt werden. Was die Beurteilung anbetrifft, so können aus den Geschichten der Klienten die Themen und Tendenzen erschlossen und ihnen entlockt werden. Als ein Hilfsmittel zur Erzeugung von Wandel können Geschichten auf psychodramatische Weise mit einem neuen konstruktiveren Schluss und mit den in die „Skripten“ eingearbeiteten Zusätzen dargeboten werden.

Fox (1980) schildert einige hilfreiche Geschichten, die den Klienten mitgeteilt werden können und Berne (1972) erörtert viele Märchen, Mythen und Lebensskripten, die ebenfalls nützlich sind. Psychologische Tests wie der „Thematic Apperception Test (TAT) und der Zeichne-eine-Person-Test nutzen die Fähigkeit des Klienten, Geschichten zu erfinden, ausgiebig.

Eine junge Frau kam zur Therapie wegen wiederholter Alpträume, die ihren Schlaf bis zu einem Grade störten, dass sie tagsüber nicht voll funktionsfähig war. Sie wollte überhaupt nicht über ihre Vergangenheit sprechen, sondern zog es vor, bei Themen zu bleiben, die ihr zwar lästig aber doch in sofern sicher waren, als sie nichts von ihr offenbarten. Sie gab zu als Kind das Opfer von Inzest gewesen zu sein, aber empfand größte Schwierigkeiten, bei der Sache zu bleiben oder sich mit den schmerzlichen Dingen zu beschäftigen, die offensichtlich nachts in ihren Träumen auftauchten. Unter anderem gaben ihr die Alpträume die Gelegenheit, in gewisser Weise sich mit den schmerzlichen Problemen zu beschäftigen, ohne das tatsächlich während des Tages tun zu müssen. Sie wurde gebeten, eine Geschichte von einem jungen 14-jährigen Mädchen zu erzählen, die losging, um mit ihren Gedanken allein zu sein. (Die Karten 16 und 8GF des TAT bieten eine ähnliche Möglichkeit.) Als die Klientin die Geschichte des jungen Mädchens erzählte, fing sie zum ersten Mal an, Gefühle und Gedanken in die Geschichte hineinzuprojizieren, die mit den schmerzlichen Dingen zu tun hatten. Das junge Mädchen war allein losgegangen um zu weinen; sie wollte von niemandem gesehen werden. Sie war ein Einzelkind, das nicht viele Freunde hatte. Sie fühlte sich verletzt und einsam. Sie blieb ein Kind, das zu Hause in die Elternrolle gesteckt worden war; sie hatte Angst, war ärgerlich und konnte mit dem nicht fertig werden, was zu Hause geschah. Das Erzählen der Geschichte erzeugte zum ersten Mal Emotionen. Damit gab sie zu, dass es schmerzliche Probleme gab, die untersucht und gelöst werden mussten. Der durch das Erzählen der Geschichte erzeugte Abstand, bot ihr eine sichere und wirkungsvolle Möglichkeit, sich zu offenbaren.

Auch der Therapeut kann Geschichten erzählen - über diese Taktik werden wir in Kapitel 19 berichten.

Rote, weiße und blaue Poker Chips

Diese Taktik wird besonders von den Anonymen Alkoholikern verwendet, um sich Dinge bildhaft vorzustellen. Bassin (1975) beschreibt das Verfahren ausführlich.

Wenn neue Mitglieder zu den AA-Treffen kommen, werden sie über das Ritual des herumgereichten Hutes informiert. Statt dort eine Spende hineinzulegen, nehmen sie einen roten Pokerchip aus dem Hut und stecken ihn in die Tasche, wo normalerweise das Geld für den Alkohol steckt.

Wenn ein neues Mitglied einen Monat lang „trocken“ geblieben ist, darf es den roten Chip abgeben und dafür einen weißen nehmen. Nach drei weiteren Monaten der Abstinenz, tauschen sie den weißen Chip gegen einen blauen. Diesen behalten sie acht Monate lang - dann sind sie ein Jahr lang nüchtern geblieben. Jetzt wechseln sie den blauen Chip gegen einen Silberdollar mit einem drei Millimeter großen Loch. Nach jedem weiteren Jahr, das sie nüchtern bleiben, wird ein neues Loch in den gleichen Dollar gebohrt.

Bassin (1975) kommt zu der Schlussfolgerung, dass dieses Verfahren auch für viele andere Probleme und nicht nur für Alkoholmissbrauch benutzt werden könnte. Man kann sich vorstellen, dass die Kontrolle über viele Arten von Symptomen und über eine gewisse Zeitspanne auf diese Weise Anerkennung finden könnte. Man könnte in noch positivere Weise auf den Erfolg schauen, indem gesunde, nützliche, produktive Leistungen durch Jahrestage anerkannt werden.

„Bildhafte“ Theaterprobe

Es bedarf der Vorbereitung, um sich in eine gewisse Richtung zu bewegen. Wie diese Vorbereitung erfolgt, ist je nach Person verschieden und hängt von der Situation ab. Wer z.B. eine Prüfung bestehen will, wird gewöhnlich lernen und viel lesen, ehe die wirkliche Prüfung stattfindet. Wenn sich andere darauf vorbereiten, bei einer Prüfung zu versagen, dann wird die Vorbereitung auf geringfügig andere Art erfolgen. Sie werden wahrscheinlich nicht lernen, und wenn sie es tun, werden sie sich darauf vorbereiten, nicht zu behalten, nicht zu verstehen und das, was sie gelernt haben, in der Prüfungssituation nicht von sich geben zu können. In beiden Fällen ist gewöhnlich Vorbereitung nötig; die Rolle der geistigen Bilder ist in beiden Fällen entscheidend.

Menschen benutzen Bilder und Vorstellungen, um die Bewegung auf Ziele hin zu erleichtern oder zu behindern. So können als eine Konfliktlösungstaktik solche Prozesse angezapft und untersucht werden, um potentielle Entscheidungen zu bestimmen. Wenn jemand sich nicht zwischen seiner Frau und seiner Freundin entscheiden kann - um auf das frühere Beispiel zurückzukommen - kann es nützlich sein, die geistigen Bilder, die er sich geschaffen und beibehalten hat, anzuzapfen, um ein Gefühl dafür zu bekommen, „wo er jetzt steht". Dies kann auf zweierlei Art (oder auf beide Arten) erfolgen. Man kann ihn fragen, wie er sich das vorstellt, dass es ihm in Zukunft gehen wird (die Zeitspanne muss je nach den Umständen gewählt werden). „Welches Bild haben Sie von sich und Ihrer Frau, sagen wir mal, in sechs Monaten?" Wenn die Bilder eher negativ sind, haben sich einige Beweise dafür angesammelt, in welche Richtung er sich zu bewegen gedenkt. Der Beweis wird noch erhärtet, wenn die Bilder von seiner Geliebten sechs Monate in der Zukunft entsprechend optimistisch in die Gegenrichtung weisen. Die negativen Bilder erleichtern eine Vermeidungs-Bewegung; die mit seiner Freundin verbundenen positiven Bilder erleichtern die Annäherungsbewegung. Wie auch bei jeder anderen in diesem Abschnitt besprochenen Taktik, können die Bilder sich gemäß der Absicht des Klienten täglich ändern.

Zur zweiten Version dieser Taktik gehört ein Fehlen von Bildern. „Können Sie sich selbst sehen, wie Sie mit Ihrer Freundin tagein tagaus in den nächsten Jahren leben?" Wenn er das nicht bildhaft sehen kann, dann ist da eine große Wahrscheinlichkeit, dass er sich darauf nicht vorbereitet und nicht die Absicht dazu hat. Wenn der Therapeut dem Klienten die Anweisungen gibt, muss die Formulierung der Bildhaftigkeit sorgfältig erfolgen, um nicht das eine Zukunftsergebnis mit dem anderen zu vermengen. Wenn ein Klient sich nicht als einen Siebzigjährigen sehen kann (aus welchen Gründen auch immer), dann wird die Frage, ob er sich im Alter von siebzig Jahren mit seiner Freundin vorstellen kann, das Problem nicht klären. Seine Antworten werden Hinweise auf seine Erwartungen/Absichten auf ein langes Leben geben, aber nicht seine Absichten in Bezug auf seinen romantischen Status.

Bildhafte Theaterproben kann man auch bei Sportlern beobachten, die sich vor ihrer sportlichen Leistung psychologisch „aufmöbeln".

9

Ermutigungstaktiken

Adler und seine Schüler (Dinkmeyer & Dreikurs, 1963; Losoncy, 1977; Neuer, 1936; Perman, 1975) betrachteten Ermutigung als einen entscheidenden Aspekt des Lebens und besonders in der Therapie. Technisch gesprochen ist Ermutigung die Vermittlung von positiven Erwartungen in das schematische Rahmenwerk eines Menschen. Mit einer solchen kognitiven Ausstattung ist der Einzelne eher geneigt, sich in eine größere Variationsbreite angepassten Verhaltens mit weniger Stress und Unwohlsein einzulassen.

Unangepasstes, pathologisches Verhalten wird als ein Ausdruck der Entmutigung angesehen (Krausz, 1935; Mosak, 1995). Einem entmutigten Menschen fehlt Vertrauen und er wird damit ein Gefühl der Minderwertigkeit erleben und dazu neigen, sich dogmatischer an Einstellungen und Überzeugungen zu halten, weil er aus ihnen zwar ein falsches und flüchtiges aber immerhin ein Gefühl der Sicherheit gewonnen hatte. (Krausz, 1959). Als Reaktion auf die Anforderungen der Umwelt, denen der Mensch nicht entsprechen kann, werden diese Überzeugungen immer weiter verfestigt und er fühlt sich folglich immer weniger anpassungsfähig und flexibel. Je weniger der Mensch bereit ist, Erfahrungen zu machen, desto weniger differenziert werden seine Einstellungen und seine Überzeugungen. So entsteht ein Teufelskreis. Ermutigung ist ein Hauptschlüssel für die Entwicklung und die Psychotherapie.

Lektionen aus der Vergangenheit

Klienten kommen zu uns und fühlen sich entmutigt, sie klagen über sich selbst, sie sehen sich als Versager, fürchten sich vor einem Risiko und wollen aufgeben. Der Therapeut kann ihnen Folgendes erklären:
Als Sie zu gehen lernten, steckte darin ein Risiko. Langsam gewannen Sie Mut. Zuerst richteten Sie sich an einem Stuhl- oder Tischbein auf oder am Bein einer Person. Dabei fühlten Sie sich nicht nur ausgezeichnet, sondern Sie bekamen auch den Zuspruch anderer. Als Sie das geleistet hatten, entschieden Sie sich eines Tages, mehr Mut zu zeigen und ein größeres Risiko einzugehen. Sie bewegten sich von einem Stuhl zum anderen, ohne allerdings den ersten loszulassen, ehe Sie nicht den anderen fest im Griff hatten. Wie fühlten Sie sich da toll! Eines Tages beschlossen Sie alles daranzusetzen. Sie ließen den Stuhl los und zottelten ab. Es war ein herrliches Erlebnis - bis Sie hinfielen. Das tat weh, wahrscheinlich haben Sie sogar geschrien. Aber ich habe noch nie ein Kind gesehen, das hinfiel und dann sagte: „Ich tue es nie wieder". Nach einer gewissen Zeit stehen Kinder auf und versuchen es immer wieder, bis sie gehen können. Also, sind Sie heute bereit, den gleichen Mut zu zeigen, den Sie als Einjähriger zeigten?

Andere Klienten sind oft in Hetze und müssten eigentlich herunterschalten. Sie erwarten von sich selbst mehr als sie es von anderen würden und es ist typisch, dass sie an sich hohe Anforderungen stellen. Ob es sich nun darum handelt, das Gehen zu lernen, sauber zu werden, Fahrrad oder Auto zu fahren oder irgendeine andere Fähigkeit, die Geduld und Ausdauer erfordert, praktisch alle Klienten haben wenigstens einige dieser Erfahrungen gemacht. Krausz spricht die Warnung aus: „Wer ungeduldig ist, bleibt krank." (Persönliche Mitteilung).

Versagen und Versager

Viele Menschen nehmen an, dass, wenn sie einmal versagt haben, sie zu Versagern geworden sind. Man muss jedoch einen Unterschied zwischen der Tat und dem Täter machen (Dreikurs & Soltz, 1964). In theologischem Sinn hat uns schon Paulus ermahnt: „Beurteilt die Sünde und nicht den Sünder." Man kann bei einer Aufgabe versagen, was wir ja alle schließlich jeden Tag tun, und doch kein Versager sein.

Man kann den Klienten darauf hinweisen, dass es jemanden gab, der zweimal bankrott gemacht hatte, der in 22 Jahren acht größere Wahlen verloren hatte, dem seine Herzallerliebste starb und der bei alldem einen nervösen Zusammenbruch erlitt. Der Klient mag erstaunt sein, dass der Therapeut hiermit Abraham Lincoln beschrieben hatte. Dr. Paul Ehrlich, dem für die Entdekkung eines Medikaments gegen Syphilis der Nobelpreis verliehen wurde, nannte dieses Medikament einfach 606. Warum? Weil die ersten 605 Medikamente wirkungslos geblieben waren. Das Buch M*A*S*H wurde von 14 Verlegern abgelehnt und wurde doch ein Riesenerfolg. Die Liste könnte beliebig fortgesetzt werden. Auch der Klient selbst sollte aus eigener Erfahrung Beispiele dafür haben, dass zu versagen, nicht heisst, dass er ein Versager ist.

Klienten haben Wahlmöglichkeiten, wie sie sich selbst sehen wollen. Wenn sie sich auf das Negative konzentrieren, werden sie sich entmutigen; bei der Konzentration auf das Positive und indem sie „Versagen" als einen Teil des Lebens sehen, können sie sich ermutigen. Man kann aus „Versagen" lernen oder darunter leiden.

Sicher oder glücklich?

Für den Klienten ist es hilfreich, auch eine weitere Unterscheidung vorzunehmen und zwar die zwischen sich sicher fühlen und glücklich sein. Da das Leben uns nur selten ermöglicht *vollkommen* sicher und gleichzeitig *vollkommen* glücklich zu sein, müssen wir gewöhnlich vom einen etwas abgeben, um mehr vom anderen zu haben. Die meisten Menschen werden zugeben, dass sicher sein gut ist, dass aber glücklich sein besser ist. Je mehr man aber nach Glück strebt, desto mehr scheint es uns zu entschlüpfen (Sturm, 1926). Glück ist nicht das Endziel; es ist ein Nebenprodukt von dem, was wir tun. Frankl (1968) ist ähnlicher Ansicht.:

Das Streben nach Glück ist ein Widerspruch. Je eifriger wir nach Glück streben, um so weniger erreichen wir es... Es ist nicht möglich, dass die Ziele, die die hedonistische Philosophie der Epikureer und die quietistische Philosophie der Stoiker verfolgen, nämlich Glück, das wahre Ziel des menschlichen Verhaltens ist, und zwar aus dem a priori Grunde nicht, dass es uns im gleichen Maße entrinnt, wie wir es zu erreichen streben. (S. 41)

Klienten quälen sich oft unter der Annahme, dass Sicherheit besser ist und manche - besonders zwanghaft Neurotische - sind der Ansicht, dass nur vollkommene Sicherheit, garantierte Sicherheit, angenehm ist. Zu Glück gehört gewöhnlich auch ein gewisses Maß an Risikobereitschaft. Man kann in der Lotterie nicht gewinnen, wenn man kein Los kauft und sich nicht engagiert. Wenn man Woche für Woche das gleiche Essen im gleichen Restaurant zu sich nimmt, so ist das vielleicht sicher (vom Präsidenten J. Edgar Hoover wird behauptet, dass er dies Tag für Tag in seinem ganzen Erwachsenenleben tat), aber das gewonnene Vergnügen, neue Speisen an einem neuen Ort zu kosten, kann aufregend sein und Spaß machen. Wenn man einen guten alten Film wiederholt anschaut, kann es uns davor bewahren, eine Karte für einen neuen Film zu kaufen, den man dann vielleicht nicht mag, aber „Sicherheit" kann auch sehr öde sein. Es ist anregend, von Zeit zu Zeit einen neuen Film zu sehen.

Es gehört zum Leben, dass man Risiken eingeht. Es ist ganz gewiss sicherer, sein Leben kriechend zu verbringen, als das Gehen auszuprobieren, ganz zu schweigen vom Laufen, oder Tauchen oder vielleicht sogar vom Fliegen. Man ist sicher, wenn man allein zu Hause sitzt (wer unter Agoraphobie leidet, glaubt das ernstlich) aber das Risiko eingehen und jemanden zum Ausgehen einladen, kann viel mehr Spaß machen. Das Risiko, das wir eingehen, wird fast immer durch das gewonnene Glück aufgewogen. Es gibt nur eine Möglichkeit, diese Behauptung zu beweisen - man muss es ausprobieren. Daher stellt man an den Klienten die Frage: „Wollen Sie eher sicher sein oder glücklich?“

Ein Therapeut erzählt seinen Klienten:

Als Sie vier oder fünf waren, sahen Sie auf der anderen Seite der Straße Kinder spielen. Sie wollten mitspielen, aber das Überqueren der Straße bedeutete ein Risiko. Sie mussten sich damals entscheiden, ob Sie völlig sicher und auf dieser Seite der Straße bleiben wollten, oder einige Sicherheit aufgeben und dadurch viel mehr Glück erreichen wollten. Damals haben Sie das Risiko gewählt und größeres Glück erlangt. Wie werden Sie sich heute entscheiden?

Dem Klienten Vertrauen zeigen

Vertrauen kann man auf vielerlei Weise zeigen. Schweigen erlaubt dem Klienten, selbst die Worte oder die Antwort zu finden, wie es auch Hiobs „Freunde“ ursprünglich in der Zeit seiner Heimsuchungen taten. Statt eine pessimistische Prognose zu stellen, kann der Therapeut Vertrauen zeigen, indem er die Einstellung hat „Man kann immer nur besser werden.“ Anhänger von Rogers tun das, indem sie auf die „Wachstumskräfte“ des Klienten vertrauen (Rogers, 1951). Rogers schreibt: „Der Organismus hat eine grundlegende Tendenz und ein Bestreben - den erlebten Organismus zu aktualisieren, beizubehalten und zu steigern“ (S. 487). Man kann den Klienten auf spielerische Art necken, wie man es mit einem kompetenten Freund tun würde. Wenn die Sätze richtig gewählt werden, kann das Vertrauen demonstrieren.

1. „Sobald Sie das getan haben..., „ ist besser als „Wenn Sie das tun....“

2. „Ich hätte gern gewusst, was Sie dazu meinen...." beinhaltet, dass die Meinung des Klienten geachtet wird.
3. „Nein, ich tue das nicht. Ich bin überzeugt, Sie können das selbst tun." Wenn das im richtigen Augenblick und in geeigneter Weise gesagt wird, kann es auch Vertrauen ausdrücken.
4. „Ich muss wissen, ob Sie dazu bereit sind oder nicht...." beinhaltet das Vertrauen in die Fähigkeit des Klienten, eine Entscheidung zu treffen und dabei zu bleiben und auch dass die Meinung des Klienten für das Treffen der Entscheidung wichtig ist. Mosak (1995) behandelt die Frage des Vertrauens in der Psychotherapie ausführlich für alle, die an den praktischen Aspekten der Verstärkung des Vertrauens interessiert sind.

Anerkennung aussprechen

1957 definierte Rogers „die notwendigen und ausreichenden Bedingungen" für therapeutischen Wandel. Eine war die „bedingungslos positive Einstellung," die er „als die Bereitschaft des Therapeuten" definiert, „den Klienten anzunehmen, welche unmittelbaren Gefühle auch auftauchen, Verwirrung, Groll, Ärger, Mut, Liebe oder Stolz - der Therapeut würdigt den Klienten in einer umfassenden statt in einer bedingten Weise" (Rogers, 1986, S. 198).

Wenn man dem Klienten zeigt, dass er Anerkennung verdient hat, so kann das auch ermutigend sein. Es gibt viele Möglichkeiten, Anerkennung zu zeigen. Manche sind so offensichtlich wie ein gewöhnlicher und aufrichtiger Glückwunsch oder das Herausstellen von Leistungen in Gegenwart anderer, in angemessener ethischer Weise. Auch wenn man mit den Klienten spaßt und Witze macht, kann es ermutigen. Dabei geben wir zu verstehen, dass „es doch alles nicht so schlimm ist" (Mosak, 1987a). Adler (1929/1964a) hat Klienten sogar zur Konstruktion ihrer Neurosen gratuliert.

Sich an die Seite des Klienten stellen

Dies ist nicht gleichbedeutend mit „sich *auf* die Seite des Klienten stellen“, obgleich es das gelegentlich sein kann. Gleich zu Anfang und sehr wirkungsvoll kann man dies tun, indem man das Wörtchen „wir“ verwendet (Künkel, 1939/1972). „Wir kommen hier schon durch.... Wir können daran arbeiten.... Wir stecken hier gemeinsam drin.“

Diese Technik ist von einem Berater folgendermaßen verwendet worden:
Ein Sechstklässler war vom Schulleiter zur Beratung geschickt worden, weil er in der Klasse nicht aufpasste. Er verkündete gleich beim ersten Interview, dass er unter Zwang hier sei. Der Berater fragte ihn, was denn wohl geschehen würde, wenn er in der Schule nicht arbeitete. Da kam die trotzige Antwort: „Dann werde ich eben dumm aufwachsen, aber das ist in Ordnung.“ „Wenn das für dich in Ordnung ist, dann ist es auch für mich in Ordnung. Wenn du aber in der Klasse aufgepasst hättest, wüsstest du jetzt von der Amerikanischen Unabhängigkeitserklärung, dass man dir als Bürger der Vereinigten Staaten das Leben, die Freiheit und das Streben nach Glück garantiert. Wenn es dich wirklich für den Rest deines Lebens glücklich macht, dumm zu bleiben, werde ich deinen Eltern und dem Schulleiter sagen, dass sie dein Bürgerrecht nicht verletzen dürfen, nämlich dein Recht, glücklich zu sein.“ Der Junge hielt den Berater für „verrückt“ (O’Connell, 1975b), aber er war von der Wendung der Dinge beeindruckt und kam zu weiteren Beratungen.

Dem Klienten zuhören und nicht mit ihm streiten, ist eine der besten Methoden zu zeigen, dass der Therapeut an der Seite des Klienten steht. Manchmal genügt es schon, nachdenklich zuzuhören (Rogers, 1951) und dem Klienten in ruhiger Weise Achtung zu erzeigen, wenn er seine Geschichte erzählt, um ein gutes Verhältnis aufzubauen und ihn zu ermutigen.

Mitgefühl und Anteilnahme zeigen

Mitgefühl und Anteilnahme zeigen, bedeutet nichts anderes als höflich sein und ein echtes Interesse am Wohlergehen des Klienten an den Tag legen. Kleine Dinge, wie zur rechten Zeit ein Taschentuch reichen[1], interessiert zuhören, Augenkontakt herstellen, sich an den Geburtstag des Klienten erinnern und dafür sorgen, dass er oder sie es bequem hat, bedeutet schon viel. Eine Frage nach den Verwandten oder der Arbeit kann dies auch schon zeigen.

Auch wenn man konkrete Hilfestellung anbietet, kann dies Fürsorge anzeigen. Man kann anbieten, mit dem Chef zu sprechen, nach einer Haushilfe Ausschau halten, oder mit anderen zu sprechen[2], was ebenso ermutigend ist, wie etwa die Hilfe beim Ausfüllen eines Formulars. Allerdings wird der schlaue Kliniker all dies vermeiden, wenn es sich um einen abhängigen oder manipulierenden Klienten handelt.

Hoffnung vermitteln

Glaube, Hoffnung und Liebe - d.h. Fürsorge werden von Mosak (1995) als unabdingbar für die Psychotherapie angesehen. Adler (Hoffman, 1994) stimmt dem zu, wenn er schreibt:

Ich kann nicht vergessen, was mir ein Patient sagte, als ich ihn fragte, „Was glauben Sie war der Grund, dass ich Ihnen nach all diesen Jahren des Elends helfen konnte?" Er sagte: „Ich war krank geworden, weil ich alle Hoffnung verloren hatte. Sie gaben mir wieder Hoffnung."

Viele Klienten zeigen oft nur geringe oder keine Hoffnung. Oft sind sie Pessimisten (Krausz, 1935). Für Therapeuten mag es nö-

---

[1] Resnick (1970) lehnt es in seinem Artikel „Chicken Soup is Poison" ab, ein Taschentuch zu reichen.

[2] Szasz (1965) missbilligt die Praxis, mit Seitenverwandten des Klienten zu sprechen.

tig sein, diesem Pessimismus entgegenzuwirken. Wenn sie sich auf eine Prognose einlassen, kann es sein, dass sie erst ihren eigenen Pessimismus überwinden müssen. Hoffnung zu vermitteln - vor allem in Zeiten der Krise - kann sehr ermutigend wirken. (Mosak, 1995; Stotland, 1969). „Es kann nur noch besser werden." „Sie können mir glauben, Sie sind schon auf halbem Wege. Das Ende ist in Sicht." Wenn man auf den Fortschritt verweist, auf Erfolge in der Vergangenheit Bezug nimmt und in realistischer Weise optimistisch ist, so bietet man dem Klienten dadurch Hoffnung.

Ein Vater machte sich Sorgen um seinen Sohn im Teenageralter, dessen Hodgkinsche Krankheit zwar vorübergehend im Abklingen war, der aber meinte, dass der Vater unangemessen optimistisch war und dass er sterben müsse. Der Therapeut schlug dem Vater vor, für den Sohn langfristige Sparbriefe als Geburtstagsgeschenk zu kaufen.

Ideale und Ziele wandeln

Adler (1956) behauptet, dass einer der Gründe für die Entmutigung darin liegt, dass die Menschen sich unverhältnismäßig hohe Ziele und Ideale setzen, und dass dadurch die Möglichkeit für einen Erfolg gering wird. Wenn ein Klient gleich nach einem ersten Erfolg versucht, große Probleme anzupacken, wird er wahrscheinlich eine Enttäuschung, wenn nicht gar ein Versagen erleben. Sehr ermutigend ist es, wenn man Fortschritte und Erfolge auch wirklich sieht. Jeder kleine „Sieg" stärkt das Vertrauen. Besonders wichtig ist dies bei der Arbeit mit geistig Kranken (Maniacci, 1991).

Wenn jemand gleich zu Anfang zehn Kilometer laufen will, wird er natürlich entmutigt werden. Er wird den Fehler am nächsten Tage noch einmal machen in der irrigen Auffassung, dass er nicht „aufgeben" darf und wird anschließend noch entmutigter sein. Bald wird er ganz aufhören. Ähnliches erlebt man bei Menschen, die Diät halten wollen. Adler (1956) spricht davon, dass bei manchen Menschen eine Tendenz zu einer antithetischen Wahrnehmung besteht. Sie sehen nur „schwarz oder weiß“. In Adlers Therapie mussten sie „Schattierung von Grau“ sehen lernen. Es darf nicht heißen „ich bin entweder dünn oder ich bin dick“ oder „entweder alle lieben mich oder alle hassen mich.“ Es geht um graduelle Abstufungen. Auf diese Art erreicht man eine erfolgreiche Bewegung in Richtung auf realistische Ziele.

Das Mysterium aufklären

In der Gruppentherapie wird diese Taktik oft benutzt, wenn der Therapeut die Strategie der Verallgemeinerung einsetzt. „Wer von Ihnen hat das auch erlebt?“ Das was abnorm erscheint, wird als normal dargestellt. „Das ist nicht so schräg. Viele andere haben das auch getan.“ Das Umformen (Reframing) gehört auch hierher. „Sie meckert nicht an Ihnen herum, sie zeigt nur ihre Besorgnis.“ Oder „Es sieht nicht danach aus, dass er Sie ärgern will, in Wirklichkeit will er nur Ihre Aufmerksamkeit gewinnen, weil er Sie mag.“

Wenn man den natürlichen Lauf der Dinge erklärt, hilft es auch das Mysterium aufzuklären. „Nach einem solchen schweren Trinkgelage ist es nur wahrscheinlich, dass er den Tatterich bekommt.“ „Ich weiß, dass er jetzt komisch scheint und Angst machen kann, aber wenn die Medizin erst ihre Wirkung zeigt, werden sich seine Halluzinationen und Anklagen beruhigen.“ „Viele Ehepaare erleben das, bald nachdem sie sich getrennt haben; das ist normal.“ Solche Informationen geben den Menschen ein Gefühl der gesunden Kontrolle und des Vertrauens, weil sie das Gefühl bekommen, der Lage gewachsen zu sein und daraus in schwierigen Zeiten Ermutigung schöpfen.

In früheren Zeiten als man die Geisteskrankheit der Tatsache zuschrieb, dass die Person „besessen“ sei, war es entscheidend, den Namen des bösen Geistes zu kennen, damit wirkungsvolle Gegenmaßnahmen ergriffen werden konnten. (Mosak & Phillips, 1980; Trachtenberg, 1961). Wenn man heute dem Klienten einen

Namen für seine Beschwerden gibt, verlieren sie das Mysteriöse. Wenn es nämlich einen Namen dafür gibt, sind schon andere Menschen davon „besessen“ gewesen und die Ärzte wissen wahrscheinlich, wie man das behandelt.

Vom Minus zum Plus

Adler (1956) war der Meinung, dass das Grundbestreben aller Menschen eine Bewegung von einer Minus- zu einer Plusstellung sei. Die besonderen Formen dieses Strebens seien unterschiedlich - von einem Gefühl der Minderwertigkeit zu dem der Kompetenz, von Unsicherheit zu Sicherheit, von Schwäche zu Macht. Diese Wendung vom Minus zum Plus, oft als ein Umdirigieren bezeichnet, benutzt dieses Streben und richtet es auf ein nützlicheres Ziel aus. Ein Beispiel ist der Klient, der sich über das Mekkern seiner Frau beklagt. Es kann umgeformt werden in ein Zeichen, dass sie sich um ihn sorgt. Alles kann eine solche Wendung erlangen - selbst Extremfälle. Da kam doch mal ein junger Mann mit einem Zeugnis nach Hause, das lauter „Fünfen“ aufwies. Der Vater meinte dann: „Da ist ein Trost - du kannst keiner von denen sein, die gemogelt haben.“

Der Klient wird ermutigt, wenn die einstmals negative Entwicklung in eine positive verwandelt und damit nutzloses Verhalten gemindert wird. Ein junges Mädchen, das seiner Mutter zeigt, dass sie 30 von 100 möglichen Punkten erreicht hat, kann ermutigt werden, indem der Nachdruck auf die richtigen Antworten anstatt auf die falschen gelegt wird. „Die 30 Fragen hast du ja offensichtlich sehr richtig beantwortet.“ Das Kind weiß selbst, dass es die anderen nicht verstanden hat. Daran brauchen die Eltern sie nicht zu erinnern. Sie braucht aber Ermutigung.

Dick Cavbett interviewte einen Gast im Fernsehen, der sich davor fürchtete, einen gewissen Fehler zu begehen, es wäre eine Katastrophe. Die Welt würde das nie vergessen. Darauf antwortete Cavett. „Sie haben wahrscheinlich recht. Sagen Sie mal, wie hieß der Kapitän der Titanic?“ Diese Taktik kann in verschiedenen Variationen benutzt werden. Ob es nun der Kapitän der Titanic ist oder der Ingenieur, der den VW Käfer entwarf, oder der Fußballspieler, der bei einer Fernsehübertragung den Ball erwischt, dribbelt und ihn ins eigene Tor schießt, die Wirkung ist immer die gleiche - die Eitelkeit des Klienten, sein Gefühl der Besonderheit wird stark herausgefordert, aber auch seine Wahrnehmung der Bedeutung seines eigenen Tuns oder das anderer. Krausz (1959) war der Ansicht, dass Eitelkeit ein zentraler Faktor bei Neurosen ist und nannte „die verbreitetste Neurose - Snobismus".

Der frühe Philosoph der Adlerschen Schule, Alexander Neuer, hatte eine Frage, die er gern Klienten stellte, die ihn mit der Äußerung konfrontierten „Es wird schrecklich sein." „Was wird ein kleiner Vogel, der zehn Jahre nach Ihrem Tode auf Ihrem Grabstein sitzt, von dieser Situation halten, in der Sie sich jetzt befinden?" Oft hörte er dann: „Nicht sehr viel!" Dies ist eine Art der Technik der Distanzierung ähnlich der, die Beck (1976) Dezentrierungstrategie nannte. Es mag zwar betrüblich sein, aber im allgemeinen ist es nicht eine von jenen wichtigen Lebensfragen, mit denen Klienten sich abmühen. Eine solche Frage bringt Menschen dazu, eine Perspektive einzunehmen, die über ihr bewährtes Betrachtungschema hinausreicht. In dem Maße wie das Bezugssystem des Klienten sich ausweitet, gewinnen die Fragen und Probleme ein weniger katastrophales Aussehen. Nun kann eine Bewegung einsetzen, die weniger mit Furcht und Zögern belastet ist.

Für den Therapeuten ist die Wendung vom Minus zum Plus ebenso sehr eine Kunst wie es eine Taktik ist. Eines der vielen möglichen Beispiele ist die Klage des Klienten, wie schlecht er sich aufgeführt hatte, als er zum ersten Mal mit einem Mädchen ausging. Die Erwiderung „Immerhin wissen Sie jetzt, was Sie nicht tun dürfen, wenn Sie das erste Mal ausgehen," kann die Sache wenden. „Denken Sie nur daran, wieviel besser Sie sich mit dieser Kenntnis das nächste Mal aufführen werden."

Ein Klient beschloss, sich selbst zu verprügeln, weil er sagte: „Ich mache alles immer falsch.“ Worauf der Therapeut sagte: „Es kann sein, dass Sie es hierbei auch falsch machen.“

Der Glaube an sich selbst

Bei vielen Klienten taucht immer wieder das Problem auf, dass sie nach einem „Beweis“ suchen. Ehe eine wichtige oder wichtig erscheinende Handlung unternommen wird, verlangen sie den Beweis, dass sie Erfolg haben werden. Damit drehen sie die wissenschaftliche Methode einfach um. Wissenschaftler fangen normalerweise mit einer Hypothese an, die sie dann überprüfen. Sie entwerfen ein Experiment und legen sich die entsprechenden Kriterien zur Bewertung des Ergebnisses fest. Dann führen sie das Experiment aus, bewerten das Ergebnis und finden ihre Hypothese bestätigt, modifizieren oder verwerfen sie.

Klienten gehen genau so methodisch aber anders vor. Sie beginnen mit einer Hypothese, die sie als Tatsache sehen. Oft genug fangen sie hiermit an und hören da auch auf, aber einige wollen die Tatsache, die sie schon kennen, „beweisen“. Ein Klient ist zum Beispiel überzeugt, dass keiner ihn mag. Er handelt so, „als ob“ das wahr wäre, verhält sich in einer Weise, dass andere ihn nicht liebenswert finden und „beweist“ auf diese Art, wovon er schon anfänglich überzeugt war. Beweise des Gegenteils werden entweder ignoriert, als „Glücksfall“ beiseite gewischt, abgewertet („Wenn sie mich mögen, dann muss etwas bei ihnen falsch sein“)[1] oder kaputtgemacht (der Klient beginnt ihnen *richtig* zu beweisen, dass er nicht liebenswert ist, was ihm auch durch sein Verhalten als „Blödmann“ gelingt). Die Folgerichtigkeit und Konsequenz der eigenen Persönlichkeit wird gewahrt (Lecky, 1945/1969).

---

[1] Dies wird manchmal der „Groucho Marx Komplex“ genannt. Als man ihn einlud, einem Verein beizutreten, hat er es abgelehnt. „Ich lege keinen Wert darauf, einem Verein anzugehören, der mich als Mitglied akzeptiert.“

Eine Taktik besteht darin, den Klienten aufzufordern, nicht mehr nach Beweisen zu suchen. Wenn sie nach Beweisen in der Vergangenheit suchen, können wir sie an die Geschichte von Lots Frau erinnern und die Katastrophe, die über sie hereinbrach, als sie über die Schulter in die Vergangenheit schaute. Beweise des eigenen Wertes kann man nicht ansammeln wie Briefmarken oder Daten. Wie jemand sich selbst sieht, hängt von den Zielen ab, die man sich gesetzt hat. Wenn eine negative Selbstbewertung das Ziel ist, lassen sich entsprechende „Beweise" leicht finden. Wird ein positives Bild gewünscht, sucht man positive Beweise und findet sie auch. Da jeder von uns Erfolge hat aber auch mal versagt, hängt es von der schiefen Wahrnehmung ab, wofür wir Beweise sammeln wollen. (Adler, 1956). Man kann Klienten dazu ermutigen, zunächst sich selbst zu akzeptieren und dann werden sie leicht Beweise finden, die ihre Meinung bestätigen.

Mit denen, die eine religiöse Einstellung haben, kann man das Problem wirkungsvoll angehen, indem man über ihren Glauben an Gott spricht. Der Glaube an Gott ist eine Glaubenssache und von Beweisen unabhängig. Es gibt weder einen unwiderleglichen Beweis für die Existenz noch für die Nichtexistenz einer Gottheit. Wir beziehen erst Stellung und bieten dann die Beweise, diese Einstellung zu unterstützen oder zu rechtfertigen. Wenn jemand an Gott glaubt, ist kein Beweis nötig. Den Skeptiker, der nicht glaubt, wird kein Beweis befriedigen. Wiesel (1972) zitiert Rabbi Wolf von Schitomir: „Ich kann die sogenannten aufgeklärten Menschen nicht verstehen, die in Sachen des Glaubens endlose Antworten verlangen. Für den Gläubigen gibt es keine Fragen; für den Ungläubigen keine Antwort" (S.87f). James Thurber behauptet: „Es ist besser einige Fragen zu kennen als alle Antworten."

Auf diese Art werden Klienten dazu ermutigt, an sich selbst zu glauben, ohne nach Beweisen zu suchen. Wenn sie sich dazu entscheiden, sich für wertvoll zu halten, werden sie leicht Beweise dafür finden. Es ist bezeichnend, dass sie jetzt sogar aufhören werden nach Beweisen zu suchen, und einfach die Tatsache akzeptieren, dass sie in Ordnung sind (Berne, 1964, 1972).

Spinoza erkannte die Bedeutung der Ermutigung als er schrieb: Wenn jemand den anderen durch Rat oder Tat helfen will, dann wird er es vermeiden von den Fehlern zu sprechen, er wird sogar zurückhaltend von den menschlichen Schwächen reden. Er wird sich ausführlich über die Tugenden und Fähigkeiten der Menschen auslassen, und wie man diese noch verbessern kann. So werden die Menschen, soweit es an ihnen liegt, sich mühen, fröhlich nach den Gesetzen der Vernunft zu leben.

10

Taktiken mit Bezug auf Ängste

Angst steigernde Taktiken

Es kommt vor, dass Berater und Psychotherapeuten das Angstniveau ihrer Klienten anheben wollen, besonders wenn die Klienten bequem werden und an die Dinge nur mit ihrem Intellekt herangehen. Sie haben ein „geöltes Mundwerk", aber vermeiden jede Bewegung. Physiologisch besteht kein Unterschied zwischen einem geringen bis mäßigen Angstzustand und einer Erregung. Der Unterschied liegt nur in der Interpretation der auslösenden Faktoren. Wer entmutigt ist, wird diese Faktoren als negativ interpretieren; ein mutiger Mensch (Mut hat die gleiche sprachliche Wurzel wie Ermutigung und Entmutigung) wird sie als auf- oder anregend interpretieren. Ein wenig Aufregung macht Spaß; ein wenig Angst wird niemandem weh tun - sie kann sogar dabei helfen, die Dinge in Bewegung zu bringen.

Die Taktik der Samstagsserie

Wenn in den frühen Tagen des Kinos Kinder am Samstag Nachmittag hingingen, bekamen sie eine Menge zu sehen: eine Komödie, einen Zeichentrickfilm, die Vorschau, die Wochenschau und die Samstagserie. Wie bei den heutigen kleineren Fernsehserien war dies ein langer Film, der in zwölf Teile aufgeteilt wurde, von denen man zwölf Wochen lang an jedem Samstag Nachmittag einen Teil zeigte. Jeder Abschnitt endete mit einer höchst gefährlichen Situation für den Helden oder die Heldin. Der Held hing am Ast eines Baumes über einem Klippenrand und drohte in einen Tümpel mit Krokodilen zu fallen. Oder die Heldin war auf die Eisenbahnschienen gebunden, während ein Zug sich mit voller Geschwindigkeit näherte. Im spannendsten Moment wurde die Leinwand dunkel und man konnte lesen: Fortsetzung folgt. Die ganze Woche über wartete man gespannt (aufgeregt) auf den nächsten Samstag. Es schien unvorstellbar, dass der Filmstar heil entkommen konnte, obgleich jeder es doch wusste, sonst könnte die Serie ja nicht zwölf Wochen dauern. Am nächsten Samstag konnten die Kinder es kaum erwarten, dass die Kinotüren sich öffneten.

Das gleiche Verfahren kann auch der Therapeut als Taktik bei allzu bequemen Klienten anwenden, die nur intellektualisieren, nicht ängstlich sind, aber auch bei der Therapie nicht mitmachen. Einige Minuten vor Ende der Sitzung konfrontiert der Therapeut den Klienten mit einer Besorgnis einflößenden Aussage, einer Interpretation oder einer Frage. Wenn der aufgeschreckte Klient ängstlich reagiert, schaut der Therapeut auf seine Uhr und sagt nur: „Das würde ich gern mit Ihnen ausführlich besprechen, aber die Zeit ist um. Wir reden das nächste Mal darüber. Bis dahin können Sie vielleicht darüber nachdenken," und damit schließt er die Sitzung. Oft ruft der Klient später am Tage an, um das Gespräch fortzusetzen, aber der Therapeut weigert sich darüber zu reden. Im allgemeinen ist der Klient bei der nächsten Sitzung zur Mitarbeit bereit.

Besorgnis einflößende Aussagen könnten etwa sein: „Kann es sein, dass Sie etwas vor mir verbergen?" oder „Sind Sie sich darüber im Klaren, was das, was Sie gerade gesagt (oder getan) haben, bedeutet? Das sollten wir wirklich besprechen - das nächste Mal."

Einen Traum mitbringen

Viele Klient berichten, dass sie nichts träumen; das stimmt natürlich nicht. Sie erinnern sich einfach nicht an ihre Träume. Wenn man ihnen eine Methode erklärt, wie sie Träume behalten können, dann bringen sie welche. Für Freud (1950) war der Traum „der Königsweg zum Unbewussten“. Andere Therapeuten betrachten Träume als ein nützliches Anzeichen für die Mitarbeit und den Fortschritt des Klienten bei der Therapie (Adler, 1956; Dreikurs 1944/1967b; Gold 1981; Mosak 1992; Mosak & Maniacci, 1995; Rosenthal, 1959; Shulman, 1964/1973; Weiss, 1986). Klienten, die Träume nicht mitteilen wollen, sind gewöhnlich zögerlich bei der Offenbarung ihres Selbstes oder achten nicht darauf, was in ihnen vorgeht. Sie gehen lieber durchs Leben, als ob sie keine Hinweise auf sich haben wollen (etwa Soziopathen). Aus der Sicht jener Therapeuten, die in Träumen eine problemlösende Funktion sehen (French, 1952; Mosak, 1992; Shulman, 1973), sind Klienten, die „nicht träumen“, nicht bereit, Probleme zu lösen, oder sind sich der vor ihnen liegenden Probleme nicht bewusst oder „wollen erst über die Brücke gehen, wenn sie dort sind“. Soziopathen nehmen die psychotherapeutische Behandlung gewöhnlich leicht und bringen keine Träume. Postel (persönliche Mitteilung) fordert sie dann auf, einen Traum zu bringen, und wenn sie dann protestieren, „ich träume nie“, verlangt er von ihnen trotzdem, zur nächsten Sitzung einen Traum zu bringen. Manchmal fügt er dann „Sonst ....“ hinzu, etwa „sonst werden wir keine Sitzung haben“. Fast immer bringen sie dann einen Traum. Wer mit Soziopathen arbeitet, wird sofort verstanden haben, dass dies keine echten Träume sondern erfundene Geschichten sind. Aber auch erdachte Geschichten sind ein kreatives Produkt und haben einen gewissen projektiven Wert.

Die Anweisung „Bringen Sie mir....“ kann praktisch für alles angewandt werden, von der Kindheitsfotografie bis zu einer Zeichnung oder einer kreativen schriftlichen Aufgabe. Das Ziel ist dabei, die Ängstlichkeit der Klienten genügend zu steigern, dass sie zur Mitarbeit bei der Therapie motiviert werden.

Grenzen setzen

Grenzen können in Bezug auf die Zahl der Sitzungen oder auf gewisse Bedingungen gesetzt werden. So kann die Abmachung über eine begrenzte Zahl von psychotherapeutischen Sitzungen auf den Klienten stark motivierend wirken (Ferenczi & Rank, 1925; Shlien, Mosak & Dreikurs, 1962; Taft, 1933/1973). Wenn nur 20 Sitzungen zur Erreichung gewisser Ziele vorgesehen sind, kann ein Satz wie „Nur noch drei Sitzungen" die Besorgnis des Klienten erhöhen und ihn auffordern, aus der verbleibenden Zeit das Beste zu machen.

Bedingungen können sich auf die Zahl der Wahlmöglichkeiten beziehen wie etwa „Nur wenn Sie die vereinbarten Aufgaben bis zum... erledigen, werden wir Ihre Therapie fortsetzen." Oder „Der Richter hat angeordnet, dass Sie regelmäßig kommen müssen und ich muss dem Gericht berichten. Was kann ich dort sagen?"

Angst mildernde Taktiken

Herunterspielen

Herunterspielen bedeutet, dass man die Dinge weniger wichtig macht als sie sind. Da Klienten leicht überempfindlich sind, haben sie eine Tendenz, nach angstmachenden Dingen Ausschau zu halten und sie sind sehr geschickt darin, sich selbst für gewisse Situationen eine Überempfindlichkeit anzutrainieren. Auf diese Art bringen sie andere aus dem Gleichgewicht und bewahren ihre Selbstachtung. Menschen im sozialen Umfeld des Klienten haben das Gefühl, dass sie auf Eiern gehen müssen, aus Angst, den Klienten zu zerbrechen. Ähnlich wie die paradoxe Technik „Wann kommen wir zum schlimmen Teil?" nimmt auch diese Technik dem Klienten den Wind aus den Segeln. Man kann das Problem als „schlimm" anerkennen, aber seine Bedeutung wird deutlich heruntergespielt. „Sie haben also Ihre Ansprache vergessen. Na, und? Ich dachte, Sie hätten jemand totgeschlagen." „Sie haben nicht versagt, Sie sind nur ein wenig gestolpert. Ich wette, niemand hat es gemerkt." „Sie haben das Essen nicht über das ganze

Zimmer verstreut, Sie waren nur ein wenig ungeschickt." Ellis (1974, 1977a, 1977b) benutzt eine ähnliche Technik, wenn er den Klienten dabei hilft, die wirkliche Bedeutung von „schrecklich", „du solltest", du musst" in den von ihnen verwendeten Sätzen zu verstehen.

Im Wesentlichen kommt es darauf an, das ichbezogene Etikett in ein mehr extravertiertes zu verwandeln. Man macht die Sache mit anderen Worten für den Klienten akzeptabler. Wenn immer sie sich daran zurückerinnern, wird es weniger angstbehaftet sein.

Den Dämon mit Namen nennen

Ähnlich wie beim „Aufklären des Mysteriums" geht es auch bei dieser Technik darum, dem Klienten ein Etikett zu geben, mit dem er die Situation bezeichnen kann. „Das ist keine Herzattacke, es ist nur ein Angstanfall." „Es ist schon Okay. Das ist eine Nebenwirkung des Medikaments. Beruhigen Sie sich. Wir wollen sehen, was wir machen können." „Schauen Sie. In den nächsten 12 bis 24 Stunden müssen Sie davon ausgehen, dass..."

Wenn sie krank sind, fühlen sich Patienten schon beruhigt, wenn der Arzt die Krankheit diagnostiziert. Es sieht so aus, als ob schon die Kenntnis des Namens dem Patienten eine gewisse Kontrolle über seinen Zustand gibt. Der wichtigste Unterschied dieser Technik zum „Aufklären des Mysteriums" besteht darin, dass die Klienten ein Etikett bekommen, das sie in Zeiten der Krise zur Beruhigung und Besänftigung benutzen können. „Na ja, es wird mich nicht umbringen, es ist nur ein Angstzustand." Lows (1952) Technik der „Aufklärung" und Gendlins (1981) „Konzentration" sind ähnliche Ansätze.

Eine Klientin kam zur Beratung, weil sie nicht verstehen konnte, warum sie immer im Frühling „nervös" wurde. Wir untersuchten ihre Lebensgeschichte und fanden heraus, dass der Frühling für sie eine bedeutsame Jahreszeit war. Sie hatte nicht nur vor mehreren Jahren ihre beiden Eltern im Frühling verloren, sondern im Frühling vor einigen Jahren war bei ihr auch eine größere Operation gemacht worden, von der sie sich nicht mehr ganz erholt hatte. Sie erlebte daher, was man auch als „Jubiläumsreaktion" bezeichnet. Seit sie sich dessen erst bewusst war, konnte sie besser mit den verschiedenen Problemen umgehen, die mit dem „Frühling" zu tun hatten.

Krücken anbieten

Gelegentlich ist es therapeutisch angebracht, der Weigerung der Klienten zuzustimmen. Das zu behandelnde Material oder die Situation kann zu überwältigend sein, besonders in Zeiten von Krisen. Das kann auch auf Intellektualisierung und Rationalisierung zutreffen. Es kann Umstände geben, wo es angebracht ist, diese zu unterstützen.

Medikation, einige Stunden Schlaf, ein „sicherer Hafen" oder ein Versprechen können Angstzustände beträchtlich mildern und gelegentlich ist das nicht nur angemessen, sondern auch erforderlich. In Fällen extremer Not kann eine Therapie nicht wirkungsvoll durchgeführt werden. Man sollte einen Klienten, der am Rande eines Abgrundes steht, nicht um den Bericht eines Traumes bitten. Anschließend, wenn die Krisensituation sich entspannt und der Klient sich selbst im Griff hat, können Schritte zur Veränderung oder zur Vorbeugung des Wiederauftretens der Zustände unternommen werden. Bis dahin kann nicht mehr getan werden, als die Dinge sich beruhigen zu lassen.

Die Sache in die Hand nehmen

Manchmal wird der Klient positiv reagieren, wenn jemand die Autorität übernimmt. „Das ist jetzt wohl genug. Wollen wir uns jetzt beruhigen?" Man kann auch den Klient davon abhalten noch aufgeregter zu werden, indem man ein Problem für eine gewisse Zeit auf Eis legt. „Versuchen Sie nicht gerade jetzt eine Lösung zu finden. Wir können später darauf zurückkommen." Auch wenn der Therapeut Kompetenz zur Schau trägt, kann das den Klienten beruhigen. Dann wird er nämlich dem Therapeuten und seinen Fähigkeiten vertrauen. „Wenn Sie das machen, worum ich Sie bitte, werden Sie in 15 Minuten ruhig sein. Also...."

Interpretationen

Wie die anderen Symptome so verfolgt auch Ängstlichkeit ihren Zweck. Adler (1956) meinte, dass durch die Aufdeckung dieses Zweckes Ängstlichkeit ihren Nutzen verlieren würde. Manaster und Corsini (1982) beschreiben Ängstlichkeit als etwas das geschieht, wenn „das, was ist, weniger ist, als das, was sein sollte" (S.108). Man kann Ängstlichkeit auch als einen Ausdruck des Gefühls der Minderwertigkeit auffassen. Alles was geschieht oder als geschehend wahrgenommen wird, ist von der Art, dass der Mensch subjektiv beschließt, dass er damit nicht fertig werden kann. Als Adler (1956) daher kommentierte, dass „Ängstlichkeit bei vielen Menschen nur bedeutet, dass jemand in der Nähe sein und sich mit ihnen beschäftigen muss" und dass daher die unter Ängstlichkeit leidende Person nur „den Weg zu weiteren Aktivitäten blockiert", so meinte er damit das funktionale, zweckgerichtete Wesen des Symptoms (S.304). Wenn jemand glaubt und daher fühlt, dass er mit einer Situation nicht fertig wird, so besteht eine Wahlmöglichkeit darin, jemandes Hilfe in Anspruch zu nehmen, das heißt „jemand mit sich zu beschäftigen" oder man kann sich aus der Situation zurückziehen und das heißt wieder „jede weitere Aktivität blockieren".

Mit diesen Richtlinien im Hinterkopf können die Interpretationen des Therapeuten auf die Absicht hinter der Ängstlichkeit zielen. „Könnte es sein, dass Sie so ängstlich sind, weil Sie meinen, dass Sie damit nicht fertig werden, dass Sie es nicht schaffen, dass Sie von jemandem Hilfe wünschen?" oder „Könnte ein Grund für Ihre Ängstlichkeit sein, dass Sie dies hier nicht tun wollen?" „Wollen Sie sich vielleicht selbst damit beeindrucken, wie angsteinflößend das Leben ist?" In diesen Fällen werden die Interpretationen versuchsweise formuliert, um dem Klienten die Möglichkeit zu einer Reaktion oder entsprechenden Modifizierung zu geben. Ängstlichkeit kann auch ganz anders als eine Waffe oder wirkungsvolles Werkzeug des Klienten gesehen werden, andere in seinen Dienst zu stellen. Statt sie als ein Zeichen der

Schwäche zu sehen, kann sie als ein interpersonales Manöver interpretiert werden.

11

Sprachliche Taktiken

Sprechen ist das wichtigste Werkzeug des Psychotherapeuten; Psychotherapie erfolgt größtenteils auf diese Weise. Obgleich nonverbale Kommunikation wichtig und oft „sprechender“ als verbale Kommunikation ist, bleibt Reden das Hauptwerkzeug zur Durchführung der Therapie.

Im täglichen Leben sind sich die Menschen sehr wohl bewusst, welche Macht in dem gesprochenen Wort steckt. Darum verändern sie ihre Sprechweise auf vielfältige Art, je nachdem welches Ziel sie damit erreichen wollen. Auch hier erlaubt der teleologische Ansatz, Licht darauf zu werfen, wie die Redeweise dazu benutzt wird, Verschiedenes zu übermitteln. Was jemand wünscht, wonach er oder sie strebt, wird auch darüber entscheiden, welche Sprechweise wie benutzt wird.

Die Geschwindigkeit, die Intonation und die Stärke sind drei Charakteristika, durch die man den Prozess untersuchen kann (Mosak & Shulman, 1977). Wenn jemand außergewöhnlich schnell spricht, kann das eine Methode sein, andere aus dem Gleichgewicht zu bringen. Man kann jemandem nicht nachweisen, dass er Unrecht hat, wenn nicht genug Zeit zur Überprüfung des Gesagten bleibt. Es hält auch andere davon ab, ihre Kommentare einzufügen. Die Hörer können sich allein schon von der Geschwindigkeit überwältigt fühlen und akzeptieren dann das Gesagte, fast schon aus Erschöpfung. Ebenso kann eine langsame, methodische Sprechweise enervierend und langweilig wirken und einfach als der Wunsch angesehen werden „lasst mich in Ruhe, oder ihr müsst einen Preis dafür zahlen, dass ihr mir zuhört". Der Ton in der Stimme kann sehr unterschiedlich sein, was Eltern nur zu genau wissen. Die Stärke ist ein weiteres Schlüsselelement. Wer wispert veranlasst den Therapeuten, sich vorzubeugen und besonders aufmerksam und wahrscheinlich auch zartfühlend zu sein. Eine laute und forsche Stimme kann im wörtlichen und übertragenen Sinne voll „heißer Luft" sein und einen Versuch darstellen, durch die „Verpackung" und nicht durch den Inhalt zu beeindrucken. „Ich bin nicht sicher, ob ich ihm zustimme, aber er hat es so kraftvoll ausgedrückt." Dies sind einige der Dinge auf die der Psychotherapeut achten muss, wenn er die Redeweise seiner Klienten - und seine eigene - überprüft.

Adler und der depressive Patient

Dreikurs (Terner & Pew, 1978) berichtete über ein Interview, das Adler mit einem psychotisch depressiven Patienten hatte. Adler kam ins Sanatorium und begann.

Alle Psychiater, Assistenzärzte und Schwestern standen im Kreis herum.... Es war eine unvergessliche Szene.... Adler stellte ihm eine persönliche Frage und der Patient begann die Antwort in der charakteristischen langsamen Art eines Depressiven. Adler wartete nicht, bis der Patient seinen Satz beendet hatte, sondern stellte schon die nächste Frage. Wieder begann der Patient seine langsame Antwort und wieder schoss Adler die nächste Frage auf ihn ab. An dieser Stelle fühlte ich mich äußerst peinlich berührt. Schließlich war Adler mein Lehrer und hier schien er offensichtlich die Grundregeln eines psychiatrischen Interviews zu ignorieren. Wusste er etwa nicht, dass ein Depressiver langsam spricht? Warum wartet er nicht auf die Antwort, wenn er mit dem Mann reden will? Dann schämte ich mich schon richtig für ihn. Plötzlich - zu unser aller Überraschung - begann der Patient schneller zu sprechen, um das zu sagen, was er gern ausdrücken wollte.

Was Adler auf so einprägsame Weise Dreikurs und allen anderen im Sanatorium demonstriert hatte, war seine Fähigkeit, beim Patienten Bewegung nur durch das Medium der Sprache zu erzeugen. Statt das Problem zu diskutieren, tat Adler etwas und zeigte damit, dass das Sprechen - unter anderem - als eine sehr wirksame Taktik eingesetzt werden kann. Wenn sie auch nicht notwendigerweise bei einem sehr depressiven Patienten wirksam und angebracht ist, so kann sie doch - wenn überlegt angewandt - bedeutende Wirkung erzielen.

Ein Satz zur Zeit

Klienten mit einem „Sprechdurchfall“, d.h. solche, die zu schnell sprechen und dem Therapeuten mehr Informationen geben, als er verarbeiten kann, sollte man zu langsamem Reden veranlassen. Regeln sollten von Anfang an aufgestellt werden - „ein Satz zur Zeit“. Solche Regeln werden ausdrücklich genannt und man einigt sich darauf, oder der Therapeut kann auf einen Satz zur Zeit antworten, vorausgesetzt, der Klient holt Atem und gibt dem Therapeuten Gelegenheit, eine Antwort einzuflechten. Wenn das nicht erfolgt oder nicht möglich ist, sagen manche Therapeuten: „Ich bin an der Reihe!“ und verfahren nach der Regel „Ein Satz zur Zeit“, indem sie erklären: „Wenn ich am Ende Ihres Satzes verstanden habe, was sie sagen wollen, dann gebe ich Ihnen ein entsprechendes Zeichen. Wenn ich es nicht verstanden habe, hat es keinen Zweck, den nächsten Satz zu sagen, wir werden nämlich beim ersten Satz bleiben müssen.“ Dies mag für Klienten schwierig sein, aber sie lernen das langsame Sprechen und geben dem Therapeuten Gelegenheit zur Antwort. Wenn der Therapeut mit einem manischen Klienten ein Interview macht, kann sein langsames und ruhiges Sprechen und das Reagieren auf einzelne Sätze oder Teile davon viel dazu beitragen, den Klienten zu beruhigen. Indem er sich weigert, „das Spiel des Klienten mitzuspielen“, indem er sich nicht in den Wirbel des Dialogs und den Hochflug der Gedanken hineinziehen lässt, kann der Therapeut den Klienten in ähnlicher Weise langsamer werden lassen, wie es von Adler berichtet wird, dass er die Sprechweise des depressiven Klienten beschleunigt hat.

Obszönitäten

Wenn Klienten Obszönitäten gebrauchen, kann es für den Therapeuten und andere beleidigend sein. Für den Therapeuten ist es wichtig eine Unterscheidung zu treffen und zu klären, was hinter dem Gebrauch der Obszönitäten steckt. Es kann sein, dass der Klient sie gebraucht, um den Therapeuten zu ärgern, ihn abzustoßen oder ihm sonst etwas zu demonstrieren. Der Zweck kann mit den Lebensstilzielen übereinstimmen. Bei manchen Gelegenheiten können die Ausdrücke für den Klienten keine Obszönitäten darstellen, sondern nur aus der Kultur oder der Gegend, in der sie aufgewachsen sind, stammen. Obszönitäten können auch eine besondere Männlichkeit demonstrieren wollen (Mosak & Schneider, 1977). Diese Art ist in den Umkleideräumen der Sportler und beim Militär gebräuchlich. Wenn Frauen Obszönitäten gebrauchen, demonstriert das oft „weibliche Gleichberechtigung" oder was Adler „männlichen Protest" nennt (Mosak & Schneider, 1977).

Hier klar zu sehen, ist genau so wichtig wie die Unterscheidung zwischen der vom Klienten angestrebten Manipulation und dem Verständnis und dem Akzeptieren des Klienten, „wie er ist". Im zweiten Fall kann verständnisvolles Erinnern helfen, besonders, da der Klient wenigstens zu Anfang sich dessen nicht bewusst ist, dass er etwas Anstößiges tut. Im ersten Fall kann der beabsichtigte Zweck eine psychotherapeutische Hilfe erfordern. Auch die Möglichkeit, dass der Klient ein Giles de la Tourette Syndrom hat, sollte nicht übersehen werden.

Schweigen

Tritt bei einem therapeutischen Interview Schweigen ein, so fühlen sich die Beteiligten gewöhnlich ungemütlich. Wenn der Therapeut schweigt, fühlt sich der Klient ungemütlich. Werden die Rollen vertauscht, ist dem Therapeuten oft unwohl. Besonders junge Therapeuten haben Schwierigkeiten, wenn Schweigen eintritt, und sie fühlen sich versucht, etwas zu sagen oder zu tun, damit das Schweigen nicht andaucrt. Und doch kann gerade das nicht die angezeigte Intervention sein. Gelegentlich unterbricht man den Klienten bei seiner Arbeit; wenn er schweigt, mag der Klient über etwas grübeln, nachsinnen, sich Gedanken machen, ohne das laut mitzuteilen. Man verwechselt oft Schweigen mit Nichtstun. Fehlgeschossen. Auch ist Schweigen nicht immer negativ. Das wäre von der Wahrheit weit entfernt. Seitens des Therapeuten kann Schweigen möglicherweise eine Angst-nehmende Ermutigung sein oder eine paradoxe Taktik, je nach den Umständen. Schweigen bedeutet auch nicht, dass man unaufmerksam ist. Als Taktik ist Schweigen um so wirkungsvoller, wenn dem Klienten gleichzeitig Aufmerksamkeit geschenkt wird.

Im allgemeinen kann Schweigen das Transaktionsspiel unterbrechen, das gerade läuft. Wenn das Verhaltensmuster erst einmal nicht funktioniert hat, kann man wirkungsvoller darüber reden. So kann z.B. in dem Spiel „Ja, aber..." das Schweigen des Therapeuten den Machtkampf abbrechen und dem Klienten die Gelegenheit geben, seine gegenwärtige Situation zu überprüfen (Adler, 1956; Berne, 1964). Bei einigen Klienten kann Schweigen auch eine interessante Form der projektiven Technik sein, da sie auf das Fehlen einer offenen Kommunikation gemäß ihren besonderen Lebensstilen und Verhaltensmustern reagieren.

Wenn der Klient schweigt, muss man das damit angestrebte Ziel eruieren. Wenn der Klient nachdenkt, kann der Therapeut auch beschließen zu schweigen. Wenn der Klient schweigt um zu verletzen, könnte eine entschiedenere Haltung eingenommen werden. Wenn der Klient eigensinnig ist, kann die Multiple Psychotherapie (Dreikurs, Shulman & Mosak, 1984) benutzt werden und der Therapeut kann in einen Dialog einsteigen, um das Schweigen zu interpretieren und es zu brechen. Gelegentlich sind Klienten wegen der irrigen Annahme schweigsam, dass „man nicht redet, ehe man nicht angesprochen wird". Während der Therapeut darauf wartet, dass der Klient etwas sagt, wartet dieser darauf, dass der Therapeut die Unterhaltung einleitet. Manchmal ist der Klient schweigsam, weil er ein „Aha-Erlebnis" hatte. Er oder sie hat plötzlich etwas verstanden, was noch vor einer Minute ein Mysterium war. Da ist nur ein „Haken". Nach diesem „Aha-Erlebnis" weiß der Klient nicht, was er damit anfangen soll. Er sitzt also still und meditiert. „Aha, ich weiß es jetzt, und nachdem ich es weiß, was verändere ich? Was mache ich jetzt anders? Was bedeutet das für mich und mein Leben?" Der Klient weiß zwar, dass es irgendwie wichtig ist, er weiß aber nicht, wie wichtig und wozu. Es ist auch nicht gerechtfertigt anzunehmen, dass Schweigen immer Widerstand bedeutet, der überwunden werden muss. Auf Schweigen kann man oft ganz einfach reagieren: „Sie bekommen einen Groschen, wenn Sie sagen, was Sie denken." Aber natürlich kann auch Widerstand im Spiel sein: „Wollen Sie mit dem Schweigen sagen, dass Sie mit mir ärgerlich sind?" Diese Art des Schweigens entspricht dem Verhalten eines tauben Menschen, der einer anderen Person den Rücken zukehrt, um Ärger zu demonstrieren.

Wenn es wirklich um Widerstand geht, so stehen viele Techniken zur Verfügung, um damit fertig zu werden. Man kann laut fragen: „Könnte es sein, dass der Grund für Ihr Schweigen ist, dass...." Oder man kann auch hinzufügen: „Ich frage mich auch, ob vielleicht noch ein anderer Grund vorliegt." Man kann möglicherweise ein Gefühl zum Ausdruck bringen. Der Therapeut kann den Klienten auch etwas necken, aber nur wenn es geschickt gemacht werden kann. „Wissen Sie, als ich zur Schule ging, hatten wir ein Schild in der Klasse 'Schweigen ist Gold, lasst uns alle reich werden'. Es scheint, dass Sie Millionär werden wollen." Viele Therapeuten werden sich bei der geringsten Zeitdauer des

Schweigens unwohl fühlen. Therapeuten der Rogerschen Schule nicht.

Begrenzte Diskussion der Symptome

Ein Aspekt der Therapie ist die Festlegung von Zeitgrenzen (Bixler, 1949). Klienten mit Zwangs- oder Persönlichkeitsstörungen wären gern bereit, ganze Sitzungen oder große Teile davon mit der Diskussion von Symptomen oder den daraus sich ergebenden „Problemen" zu verbringen. Diese Tendenz findet sich auch bei hypochondrischen und somatoformen Störungen. Eine einfache aber nützliche Methode besteht darin, dass der Therapeut Zeitgrenzen festlegt. „Also, Sie bekommen fünf Minuten zu Beginn jeder Sitzung, um über Ihre Symptome zu sprechen, dann reden wir über etwas anderes. Einverstanden?" Eine Klientin wollte nur zu gerne 30 bis 40 Minuten in jeder Sitzung von den Ereignissen der Woche erzählen, statt sich mit den schmerzlichen Vorkommnissen in ihrer Vergangenheit oder ihrer Ehe zu befassen. Es wurden Zeitgrenzen festgelegt. Sie bekam fünf Minuten zu Beginn jeder Sitzung für die Ereignisse der Woche, aber ihr wurde gesagt, dass der Therapeut anschließend zu ihnen nicht mehr Stellung nehmen würde, es sei denn, dass sie für das gerade behandelte Thema von Bedeutung wären. Sie war einverstanden und hielt sich daran und die Sitzungen nahmen dadurch einen konzentrierteren und reibungsloseren Verlauf.

Themenauswahl

Bei ängstlichen Klienten ist es ein guter Ansatz für die therapeutische Arbeit, sie ein Thema selbst wählen zu lassen. Bei Klienten, die „nichts zu sagen" haben, oder wenn die Therapie schleift, kann es der Sitzung voranhelfen, wenn der Therapeut ein Thema wählt, auf das man sich dann konzentriert. „Wir wollen heute über Ärger sprechen", oder „Wie werden Sie mit Ihren Ängsten fertig?" oder „Wie war es, als Sie erwachsen wurden?" sind nur einige Beispiele für Themen, die der Therapeut vorschlagen kann. Dabei muss der Therapeut Kreativität zeigen, um relevante Themen zu wählen und eine Verbindung zum Lebensstil des jeweiligen Klienten herzustellen. Wenn der Lebensstil des Klienten erstmal richtig erfasst wurde, kann in vielen Aspekten seines Lebens eine Konsistenz erkannt werden. Wenn man z.B. in der Gruppentherapie das Thema der Verabredungen (mit dem anderen Geschlecht) zu Sprache bringt, wird es unterschiedliche aber für jedes Mitglied der Gruppe konsistente Verhaltensmuster offenbaren.

Adler (1956) hat drei Lebensaufgaben herausgestellt, die jeder Mensch bewältigen muss – Arbeit/Beruf, Liebe und Ehe, Mitmenschen. Dreikurs und Mosak (1966; 1967; Mosak & Dreikurs, 1967) fügten zwei weitere Aufgaben hinzu: Den Umgang mit sich selbst und das geistige Leben. Die Reaktion eines Menschen auf diese Aufgaben wird seine Lebensstilprobleme erhellen. Diese können dann gut als Gesprächsthemen dienen. Man könnte etwa folgende Fragen stellen:
„Was macht einen Mann männlich und eine Frau weiblich?“
„Wie erklären Sie es, dass Sie noch nie verliebt waren?“
„Bei welcher Arbeit hatten Sie die größte Befriedigung?“
„Was macht Ihnen bei Ihrer Arbeit Sorge?“
„Wenn ich einen Ihrer engen Freunde oder Freundinnen treffen würde, was würden sie über Sie sagen?“
„Welchen Eindruck machen Sie auf die Menschen bei der ersten Bekanntschaft?“

Der Zweck der Themenauswahl besteht darin, den zögerlichen oder „stecken gebliebenen“ Klienten aufzulockern und zusätzliche Informationen zu erhalten, die zur Beurteilung und Veränderung verwertet werden können. Durch die Auswahl eines Themas lernt der Klient eine Fähigkeit, die besonders im sozialen Umgang nützlich ist. Es kann auch jenen Klienten helfen, die über die Unfähigkeit zum „Small Talk“ klagen.

Reflektierendes Zuhören

Es scheint, dass diese Form des Zuhörens zuerst von Rogers (1951) beschrieben wurde. Es ist nicht das gleiche wie Schweigen. Aufmerksames und reflektierendes Zuhören erfordert beträchtliche Anstrengung und ein großes Feingefühl vonseiten des Therapeuten. Dinkmeyer und McKay (1973) bieten praktische Richtlinien für die Anwendung dieser Technik.

Der Therapeut kann sie als Hilfe für den Klienten benutzen, seine Gefühle zu klären, zu organisieren und auszusprechen. Wenn Klienten verwirrt und sich über ihre Gefühle nicht im Klaren sind, kann es zur Klarstellung führen, wenn sie widergespiegelt werden. Es kann auch zu einer soliden, vertrauensvollen Beziehung mit dem Therapeuten führen und den Klienten auflokkern. Der Klient kann es auch als einen Ausdruck der Unterstützung, der Anteilnahme und der Einfühlung erkennen. Wenn ein Klient in einem niedergeschlagenen, traurigen Ton sagt: „Ich kann nicht glauben, dass sie das zu mir sagte", so kann der Therapeut das widerspiegeln indem er sagt: „Sie scheinen schockiert und traurig zu sein". Das mag schon genügen, um an dem Problem zu arbeiten. Manchmal ist mehr nicht nötig. Oft erleben Klienten schmerzliche Emotionen, an denen der Therapeut nicht viel tun kann. Das Leben der Klienten kann bedrückend sein. Eine Widerspiegelung der Gefühle ist dann alles, was man machen kann.

Die Sprache des Klienten verwenden

Manche Klienten wollen alles buchstabiert haben, andere sind mit Andeutungen zufrieden. Eine Art von Klienten freut sich über komplizierte Erklärungen mit allen Details in technischen Ausdrücken, wo alles gut zusammenpasst. Wenn immer möglich verwenden wir den Argot und die Idiome, die der Klient wiedererkennt. Wer als Therapeut sich dem Sprachstil des Klienten anpasst, wird es bei der Kommunikation mit ihm leichter haben. So fühlt sich z.B. ein Klient mit dem Doktortitel als Ingenieur mit vielen Einzelheiten und Erklärungen wohler als ein Klient, der Künstler oder Maler ist und eine andere mehr globale und emotionale Denkweise als ein Ingenieur liebt. Die Interpretationen und Interventionen sollten entsprechend gestaltet werden.

Was gesagt wird, kann durch die Art, wie es gesagt wird, stark verbessert werden. Wenn man den Kommunikationsstil der Klienten verwendet und dabei besonders ihre Metaphern, Bilder und Idiome übernimmt, so werden sie die Interpretationen besser goutieren und sie werden auch wirkungsvoller sein. Einem Klienten mit einer Zwangsneurose wird ein genaues Buchstabieren besser gefallen. Klienten mit einer histrionischen Persönlichkeitsstörung wird man wahrscheinlich „ein Bild malen" müssen. Durch sorgfältige Berücksichtigung des Klienten und durch eine gefühlvolle Anwendung des Stils seitens des Therapeuten werden Klienten bei der therapeutischen Begegnung aufnahmefähiger.

„Ich-Botschaften"

Gorden (1970) unterscheidet zwischen „Du-Botschaften" und „Ich-Botschaften". Letztere können als Lehrmethode bei Klienten höchst wirkungsvoll eingesetzt werden. Er wie auch Dinkmeyer und McKay (1973) geben Beschreibungen und Beispiele für die Anwendung. Oft haben Klienten Schwierigkeiten, sich auszudrücken, besonders wenn sie erregt sind. Wenn man sie „Ich-Botschaften" lehrt, kann das ihre Kommunikationsfähigkeit verbessern. Die Sätze haben drei feste Bestandteile:

„Wenn Sie/du...., dann fühle ich....., weil....."

Wenn es Klienten z.B. schwer fällt, Ärger auszudrücken, kann man ihnen beibringen es so zu sagen: „*Wenn du* nicht sagst, wann du nach Hause kommst, *fühle ich* mich ärgerlich, *weil* ich meine, dass du mir nicht genügend Rücksicht erweist". Der erste Bestandteil („Wenn du...") beschreibt das Verhalten, welches die

Emotion erzeugt. Der zweite Teil („fühle ich...“) nennt die Emotion. Der letzte Teil („weil...“) drückt aus, warum. Durch Rollenspiel und andere Aktionstechniken können Klienten diese Fähigkeit üben und man kann ihnen auch „Hausaufgaben“ geben, die in gewissen Situationen ihre Anwendung erfordern.

12

Reparaturtaktiken

Mit den Reparaturtaktiken stellt der Therapeut fest, was der Klient versäumt hat oder was ihm versagt worden ist und hilft ihm, „Reparaturen“ vorzunehmen. Worin diese „Reparaturen“ bestehen, ist von Situation zu Situation und von Klient zu Klient verschieden. Dabei liefert der Therapeut sie entweder dem Klienten oder hilft ihm, sie selbst zu finden.

Der benachteiligte Klient

Der Prototyp aller Reparaturtaktiken ist einfach die Hilfe für den Klienten das zu erlangen, was ihm versagt worden ist. So kam einmal eine Dame in das Sprechzimmer des Therapeuten und berichtete unter Schluchzen, dass sie sich in ihrem Leben immer betrogen und benachteiligt gefühlt hätte. „Und auch heute ist es so,“ schluchzte sie, „so war es mein ganzes Leben.“ Spontan erzählte sie eine frühe Kindheitserinnerung. Es war zur Zeit der Wirtschaftsdepression als eine Gruppe junger Mädchen schwatzend herumstand. „Lasst uns alle nach Hause gehen und unsere Mütter um ein paar Pennies bitten, um im Laden Bonbons zu kaufen“. Sie ging nach Hause wie die anderen Mädchen und bat die Mutter um das Geld. Ihre Mutter antwortete, dass sie kein Geld hätten, das sei auch lächerlich, sie könnte gut ohne Bonbons leben. Die Erinnerung endet damit, dass sie an der Ecke steht, während sie die anderen Mädchen in der Ferne in den Bonbonladen gehen sieht. An dieser Stelle ihres Berichts jammerte sie, „und wegen zwei armseligen Cents, zwei armseligen Cents“. Der Therapeut griff in seine Tasche, zog zwei Cents heraus, legte sie auf ihre Handfläche und schloss ihre Hand darüber. „Gott sei Dank, jetzt haben Sie endlich aufgeholt, es geht Ihnen so wie uns allen übrigen. Was wollen Sie aber jetzt mit dem *Rest* Ihres Lebens machen?“ Sie schaute ihn verblüfft an, wischte ihre Tränen weg, stand auf, lächelt, küsste ihn auf die Wange und verkündete: „Ich glaube nicht, dass ich Sie jetzt überhaupt noch brauche“. Sie kam nie wieder.

Klienten können das Gefühl haben, dass ihnen verschiedene Dinge versagt worden sind. Vielen, wenn nicht allen, hat es an Ermutigung gefehlt, worüber wir schon gesprochen haben. Eine sichere, konsistente Autoritätsgestalt mag gefehlt haben. So kann z.B. bei erwachsenen Kindern von Alkoholikern ein echtes Gefühl der Fürsorge gemangelt haben (Kershaw-Bellemare & Mosak 1993). Die tatsächliche Benachteiligung ist nicht das Entscheidende; es kommt auf die Wahrnehmung der Benachteiligung durch den Klienten an. Viele Kinder, die in der Zeit der Wirtschaftskrise aufwuchsen, waren sich der Armut nicht bewusst, da sie alles hatten, was ihre Kameraden auch hatten, selbst wenn das recht wenig war. So mögen auch Kinder mit nur einem Elternteil sich nicht unbedingt benachteiligt fühlen, weil sie nicht wissen, wie man anders leben kann. Therapeuten sollten nicht gleich eine Benachteiligung annehmen, wenn der Klient sich dessen nicht bewußt ist, oder wenn es in seinem Leben kein Problem darstellt.

Berühren

Forer (1969) und Mintz (1969a, 1969b) haben über die Rolle des Berührens in der Psychotherapie geschrieben und Rosenthal (1975) erklärt, wie er Klienten hält. Ferenczi, der bis an sein Lebensende Freudianer geblieben ist, wurde von Freud aufgefordert, bei seiner psychoanalytischen Technik Veränderungen vorzunehmen. Er führte die Berührung ein - eine Technik, über die andere Freudianer nur die Stirn runzeln. Arlow (1958) schreibt:

Ferenczi gab seinen Patienten mehr als nur Interpretationen. Er setzte sie auf seinen Schoß, küsste und streichelte sie. Dies mag eine wirkungsvolle Therapie sein, aber es ist nicht Psychoanalyse.... Hypnose, Psychochirurgie, Vorschläge, Inspiration, Medikamente und Elektroschock sind alles anerkannte Formen der Behandlung von psychischen Krankheiten, aber sie sind keine Psychoanalyse. (S.14)

Forgus und Shulman (1979) und Montagu (1955) beschreiben wie psychologisch wichtig der Körperkontakt und die Berührung für das Kleinkind im Rahmen der Entwicklung ist. Harlow (1958) berichtet von der Rolle der Berührung bei Liebe und stützt sich dabei auf seine Experimente mit Affen, die von künstlichen Müttern aus Draht und Plüsch aufgezogen wurden. Harlow stellte Freuds Theorie in Frage, dass der Ursprung der Liebe beim Kleinkind oral sei. Nach seiner Hypothese war es die Berührung. Er streut auch Knittelverse in seinen Artikel ein, u.a. diesen:

Hier diese Haut berühr'n sie gern,
getäuschter Trost ist es im Kern.
Sie ist nicht weich, 's ist auch nicht viel:
Liebe vom Babykrokodil

Es geht hier um die Berührung - welche Wirkung entsteht, wenn sie stattfindet und was geschieht, wenn sie fehlt. Viele Klienten fürchten die Berührung und das Berührtwerden und sind schlecht darauf eingestellt. Viele haben niemals ein Händeschütteln erlebt. Wie es bei Harlows Affen der Fall war, spiegeln sie wider, was ein Defizit in ihrer frühen Erziehung gewesen sein mag, und das zeigt sich auch bei ihrer Einstellung der Welt gegenüber. Wie bei Harlows Affen kann man die Angelegenheit klären, indem man herausfindet, unter welchen Bedingungen Klienten bereit und fähig sind zu berühren und sich berühren zu lassen. Es kann sein, dass dazu die Bereitschaft zu einem Risiko und das Einüben von sozialen Fähigkeiten gehört. Seitens des Therapeuten ist Feinfühligkeit und Achtung wichtig und ebenso eine Berücksichtigung der Probleme der „Übertragung“ und „Gegenübertragung“, aber Forer (1969) und Mintz (1969a, 1969b) haben schon überzeugend darauf hingewiesen, dass ein solcher sorgfältiger und überlegter Gebrauch nicht nur für das Berühren sondern für alle psychotherapeutischen Taktiken zutrifft. Wenn sie wissen, wann sie berühren können und wen, kann das für manche Klienten sehr ermutigend „reparierend“ sein. Wenn man ihnen die Gelegenheit bietet, den Therapeuten zu berühren, kann das auch sehr heilsam sein.

In der Tradition der klassischen Ausbildung betrachtete ein Psychoanalytiker jede Berührung als verboten und schädlich, obgleich wir gesehen haben, dass Ferenczi gegenteiliger Ansicht war. Aber das kann man von jeder Technik unter gewissen Bedingungen und gewissen Umständen sagen. Händeschütteln, ein Klaps auf die Schulter, eine Umarmung und ähnliches - wenn sie nur angemessen und damit unter des Klienten Zustimmung erfolgen -, können viel zur Reparatur von erlittenen Entbehrungen beitragen. Wenn jemand berührt wird und seinerseits berühren kann, so zeigt das ein Gefühl für Sicherheit und Wohlbefinden bei sich selbst und Vertrauen in andere an, was bei vielen Klienten, die zur Behandlung kommen, fehlt.

Menninger (1958) war der Ansicht, dass Berühren „ein Beweis für die Inkompetenz und verbrecherische Skrupellosigkeit des Analytikers“ sei. Rogers (1951) war gegenteiliger Ansicht, als er in diesem Zusammenhang von einer dramatischen Begegnung schrieb:

Die Gruppe versuchte Verständnis für sie zu haben und ihre Zerrissenheit mitzufühlen. Ich war mir nicht sicher, dass wir ihr dabei halfen. Gegen Ende des Abends dachte ich über den schmerzlichen Kampf nach, der sich in Michele abspielte. Ich fühlte eine plötzliche Regung, sie zu umarmen. In meinem Kopf spielte sich ein Dialog ab. „Ist nicht sexuelle Anziehung einer der Gründe, warum du sie umarmen willst? Wieso nimmst du an, dass sie zustimmen wird, wenn sie die größte Angst vor Nähe hat? Dies ist nur die zweite Sitzung der Gruppe und mancher würde es wahrscheinlich zu Recht als lächerlich und gefühlsduselig ansehen. Sie hat auch nicht die leiseste Andeutung gemacht, dass sie derartiges wünscht. Also vergiss deine lächerliche Regung."

Trotz dieser Vorbehalte veranlasste etwas mich, sie laut zu fragen: „Michele, wenn ich jetzt sagen würde, dass ich dich kräftig umarmen wollte, was würdest du dazu meinen?" Zu meinem Erstaunen antwortete sie: „Ja, gern." Wir standen auf und umarmten uns fest. Ich fühlte mich etwas verlegen, aber war auch wieder erfreut, dass ich einem inneren Gefühl nachgegeben hatte, ob nun zum Guten oder Schlechten.

Einige Minuten später war ich überrascht zu hören, wie sie leise fast zu sich selbst sagte: „Na, vielleicht werde ich morgen doch nicht nach Hause fliegen." Ich konnte kaum glauben, dass meine intuitive Regung, die mein Verstand so geringschätzig abgetan hatte, den Nagel auf den Kopf traf. (S.93)

In dieser prozesssüchtigen Zeit, da man sich um Eindringen in die Privatsphäre und sexuelle Belästigung Sorgen macht, mag der vernünftige Therapeut auf Berührungen verzichten, um juristische und ethische Komplikationen zu vermeiden, selbst wenn es nach seiner Überzeugung therapeutisch angezeigt wäre.

Rekonstruktion

Die Rekonstruktion ist ein symbolischer Prozess, mit dem man den Klienten einlädt, eine Situation wieder zu erzeugen, um etwas Geschehenes zu reparieren. Sie ist besonders im Zusammenhang mit frühen Kindheitserinnerungen und der Erzeugung von Bildern nützlich. So kann man zum Beispiel einen Klienten, der unter der Fiktion leidet, dass ein etliche Jahre zurückliegendes Ereignis Auswirkungen auf die Gegenwart hat, zu dem Ereignis „zurückbringen“ und er erhält die Gelegenheit, es „wieder zu tun“. Während man in der „Taktik für den benachteiligten Klienten“ das liefert, was tatsächlich fehlt - wie z.B. die „zwei armseligen Cents“ - so handelt es sich hier um eine Taktik auf einem anderen Niveau.

Eine junge Frau in den Dreißigern litt noch immer schmerzlich unter einem Ereignis, das sie mit sechs Jahren erlebte. Ihr Vater hatte sie geschlagen, weil sie mit ihrer kleinen Schwester nach der Schule zu spät nach Hause gekommen war. Sie hatte einen neuen Heimweg ausprobieren wollen, hatte sich verirrt und sie kamen beide zu spät, was die Familie in Aufregung versetzt hatte. Die „Tatsache“ des Ereignisses war nicht das Problem, es war auch nicht die „Ursache“ der Probleme, die sie jetzt hatte, aber für sie symbolisierte es entscheidende Lebensstilüberzeugungen in Bezug auf sich selbst, ihre Meinung von Männern und ihr Weltbild. Sie wurde gebeten in ihrer Erinnerung jenen späten Nachmittag zu visualisieren, was sie als visuell veranlagter und künstlerischer Mensch leicht konnte. Zuerst „erlebte“ sie die Szene unter Anleitung des Therapeuten im Geiste neu, wobei sie einige entscheidende Elemente beim Visualisieren veränderte. Nach viel Übung war es ihr möglich, die Erinnerung symbolisch zu verändern. Jetzt kam sie immer noch zu spät nach Hause, aber statt sie zu schlagen, umarmten beide Eltern sie und drückte ihre Sorge und in zartfühlender und angebrachter Weise auch ihr Missfallen aus. Nach der Sitzung berichtete sie, dass sie sich sehr viel besser und erleichtert fühlte.

In den folgenden Tagen verbesserte sich die Beziehung zwischen der jungen Frau und ihren Eltern. Sie berichtete, dass sie sich weniger angespannt und distanziert fühlte, besonders zu ihrem Vater. Durch die vorgestellte Umformung der Erinnerung war es ihr jetzt möglich, einige der grundlegenden Einstellungen zu sich selbst und anderen zu ändern. Sie gewann auch mehr Mut, sich anderen Menschen zuzuwenden. Obgleich noch viel Arbeit zu leisten war, bildete dies doch den kritischen Punkt in der Therapie.

Man kann die Rekonstruktion auch hypnotisch vollziehen. Das Gewicht liegt dabei nicht auf dem Verweilen bei den vergangenen schmerzlichen Erfahrungen und der Klient wird auch nicht wegen der gegenwärtigen Situation getadelt. Der Nutzen der Taktik liegt in der „Reparatur“ spezieller Probleme, die dann dazu verwendet werden kann, um den Klienten zu motivieren, die Zeit und die Bemühungen produktiver zu nutzen. Die angestrebte Veränderung betrifft die Einstellung. Wenn der Klient erst gewisse, die Situation betreffende Einstellungen, Überzeugungen und Fiktionen ändern kann, dann gibt es erfreuliche therapeutische Fortschritte.

13

Taktiken, um nicht in die Falle zu tappen

Da die Persönlichkeit widerspruchsfrei ist, wird ein Klient, das was er in der Außenwelt tut, auch im Beratungszimmer tun. Wie ein Klient mit wichtigen anderen Persönlichkeiten umgeht, so wird er sich auch dem Therapeuten gegenüber verhalten. In den meisten Fällen kommen Klienten nicht zur Therapie, um sich zu verändern, sondern um weniger zu leiden, d.h. sie wollen weitermachen, was sie bisher gemacht haben nur mit weniger negativen Auswirkungen. Sie bitten um Medikamente und um „Wunderkuren“, wie man sie im Fernsehen sieht. Sie suchen nach allem Möglichen, aber nicht nach Selbsterkenntnis. Durch die gegenwärtige Betonung der biochemischen Ätiologie kommt es verstärkt zu derartigen Forderungen. Man kann auch sagen, dass Klienten um ihr Leben kämpfen, sie bauen Schutzmauern um ihre Selbstachtung und die von ihnen entwickelte Konstruktion der Welt. Bugental und Bugental (1984) bezeichnen die Angst vor Veränderung als „ein schlimmeres Schicksal als der Tod.“ Wenn das von ihnen verlangt wird, kann es für den Klienten höchst bedrohlich sein.

Fallen sind solche Verhaltens- und Kommunikationsmuster, mit denen der Klient die Absicht des Therapeuten vereiteln will, aber damit besiegen sie den Therapeuten, die Therapie und eigentlich sich selbst (Kopp & Kivel, 1990; Mosak & Shulman,

1974). Wenn der Therapeut in eine solche Falle tappt, dann ist es mühsam, unangenehm und zeitaufwendig, sich daraus zu befreien. Am besten vermeidet man eine Falle, indem man sie schon vorher erkennt, unabhängig wie sorgfältig sie getarnt ist. Auch wenn das nicht immer möglich ist, hier sind einige Warnsignale und Anordnungen für die am häufigsten verwendeten Fallen.

„Wie kann ich mich ändern?“

Dies erscheint als eine vernünftige Frage, bis man sie genauer untersucht. Dann merkt man, dass es eine Falle ist. Dreikurs (persönliche Mitteilung) benutzt das Beispiel des Aufstehens von einem Stuhl, um die versteckte Falle aufzudecken. Er bittet nämlich den Klienten, ihm zu sagen, wie man von einem Stuhl aufsteht. Der Klient sagt ihm dann, er möge die Füße fest auf den Boden stellen und dagegendrücken. Dreikurs tut das und stellt fest, er sei immer noch auf dem Stuhl. Dann gibt der Klient die nächste Anweisung, dass er mit den Händen auf die Armlehnen drücken und gleichzeitig die Füße gegen den Boden stemmen soll. Dreikurs ist gehorsam aber verkündet: „Ich sitze immer noch.“ Inzwischen ist der Klient frustriert und weist ihn an, das Gesäß zu heben, während er die anderen Anweisungen befolgt. Dreikurs befolgt auch das, hebt das Gesäß ein wenig und beugt sich nach vorne. Jetzt ist der Klient ganz frustriert und meint: „Wenn Sie aufstehen wollen, dann stehen Sie doch einfach auf.“ An diesem Punkt sagt Dreikurs: „Das ist genau die Antwort auf Ihre Frage. Nur Leute, die etwas nicht tun wollen, fragen, wie man es tut; andere tun es einfach.“

Wer „Wie?“ fragt, will sich gewöhnlich nicht ändern, wenigstens jetzt noch nicht. Wie in der Situation mit dem Klienten von Dreikurs wird der Therapeut nur in verwirrende und detaillierte Instruktionen hineingeraten, solange er überzeugt ist, dass für die Veränderung beim Klienten ein Mehr an Informationen benötigt wird. Der entscheidende Unterschied liegt zwischen Kenntnissen und Motivation (Maniacci, 1991). Wenn ein Kenntnisdefizit vorliegt, wird die Vermittlung von Information die gewünschte Veränderung herbeiführen. Bei einem Motivationsdefizit geschieht das nicht. Wenn man im zweiten Fall Informationen gibt, tut der Therapeut die Arbeit des Klienten und könnte diesen zur Abhängigkeit ermutigen.

„Wenn ich's nicht lernen kann, bin ich wohl dumm."

Dies ist eine trügerisch einfache Falle. Der Klient versucht das Problem in ein solches des Verstehens zu verdrehen anstatt es als ein Problem der Motivation zu sehen. Vom subjektiven Standpunkt aus gesehen liegt es nicht daran, dass der Klient sich nicht ändern will; er hat nur das Gefühl, dass er dumm ist. Es kann Fälle geben, da diese Ansicht begründet ist, wenn der Therapeut sich auf einem Sprachniveau[1] bewegt, das der Klient nicht versteht, oder wenn er den Klienten oder dessen Sprechweise und seine Metaphern nicht ganz versteht. Von diesen Fällen abgesehen, stellt eine solche Reaktion des Klienten eine Falle für den Therapeuten, indem der Klient ihm leid tut, er langsamer redet, er wiederholt erklärt und Gründe anführt, während die Position des Klienten unverändert bleibt.

Es gibt viele Möglichkeiten, effektiver zu reagieren: „Es bedeutet keineswegs, dass Sie dumm sind, Sie haben sich nur dafür entschieden, sich noch nicht zu verändern." „Wenn Sie sich wirklich ändern wollten, dann habe ich das komische Gefühl, dass Sie es sehr wohl verstehen könnten." „Ich würde es auch nicht verstehen wollen, wenn ich den alten Stiefel weitermachen wollte." Im Prinzip geht es darum, sich nicht auf eine Diskussion über die Intelligenz des Klienten einzulassen.

---

[1] Es braucht nicht unbedingt ein Übermaß an Fachausdrücken benutzt worden zu sein. Als Magic Johnson offenbarte, dass er sich durch heterosexuelle Kontakte AIDS zugezogen hatte, stellte sich heraus, dass ein Großteil der Bevölkerung nicht wusste, was das Wort „heterosexuell" bedeutet.

„Ich kann nichts dafür, es ist meine Natur."

Mit dieser Reaktion schiebt der Klient die ganze Verantwortung für die Situation auf die „Natur". Ähnliche Reaktionen lauten: „Man kann die menschliche Natur nicht ändern." „Ein alter Hund lernt keine neuen Tricks." „Ein Leopard ändert seine Flecken nicht." „Wollen Sie, dass ich mich total umkrempele?" „Es ist biochemisch." oder „Es ist genetisch." „Es ist Vererbung." Es gibt Variationen für diesen Trick, indem man den Eltern die Schuld zuschiebt oder Bernes (1964) Spiel spielt: „Wenn es nicht Ihretwegen wäre...", wobei alles dazu dient, die Verantwortung für die Ätiologie oder die Veränderung anderen zuzuschieben. *Sub rosa*[1] behauptet der Klient damit eigentlich, dass der Therapeut ein Quacksalber ist, denn wenn Menschen sich nicht ändern können, warum werden sie dann von Therapeuten behandelt? Daraus kann sich schon eine Diskussion ergeben, unabhängig davon, welche Taktik der Therapeut sonst anwendet. Diskussionen über die „menschliche Natur" oder „Vererbung oder Umwelt" eigenen sich vorzüglich dazu, jede Veränderung hinauszuzögern. Um diese Falle zu vermeiden, muss man einfach das Spiel nicht mitspielen, nicht das „kaufen", was der Klient „verkaufen" will und weder intellektualisieren noch debattieren.

„Auch wenn es Teil Ihrer Natur ist, Sie sind derjenige, der leidet. Was werden Sie also dagegen tun?"
„Selbst wenn es die Schuld der anderen ist, was werden Sie tun, um Ihre eigene Situation zu verbessern?"
„Ein Leopard kann zwar seine Flecken nicht ändern, aber er kann sie tarnen."
„Sogar vererbte Eigenschaften können verändert werden. Wenn Sie die Farbe Ihres Haares nicht mögen, können Sie sie doch ändern."

---

[1] Unter dem Siegel der Verschwiegenheit.

„Auch wenn man sich nicht ganz „umkrempelt", kann man sein Äußeres doch attraktiver gestalten und sich dabei wohler fühlen."

„Es ist eine Angewohnheit"

In der Metasprache hat „Angewohnheit" in dieser Aussage wenig Ähnlichkeit mit den Angewohnheiten, von denen wir in der Lerntheorie sprechen. Mit der Aussage „Es ist eine Angewohnheit," warnt der Klient: „Das ist etwas, das ich nicht ändern werde." Wenn der Therapeut diese Bedeutung der Aussage nicht erkennt und Änderungen erzielen will, zieht sich der Klient auf eine zweite Verteidigungslinie zurück: „Es ist eine *schlechte* Angewohnheit" und gibt damit zu verstehen, dass schlechte Angewohnheiten dem Ablegen noch größeren Widerstand entgegensetzen als gewöhnliche Angewohnheiten. Wenn der Therapeut die Botschaft noch immer nicht versteht und auf Veränderung drängt, zieht sich der Klient auf eine dritte Verteidigungslinie zurück: „Es ist eine *ganz schlechte* Angewohnheit" und er weiß ganz genau, dass man solche Angewohnheiten unter keinen Umständen ändern kann.

„Ich bin noch nicht ganz geheilt"

Dies kann in zweierlei Beziehungen eine Falle sein. Zum einen kann der Klient dies als Entschuldigung dafür sagen, dass er sich nicht ändert und sein unproduktives Verhalten fortsetzt. Zum anderen könnte es sein, dass der Klient sich auf diese Redewendung verlässt, um die Therapie andauern zu lassen. „Ich bin nicht 100-prozentig" (Mosak, 1967) läßt oft erkennen, dass der Klient zu werden beabsichtigt, was Freud (1937) einen "unendlichen Patienten" nannte. In jedem Falle muss der völlig geheilte Klient, wie auch der vollkommene Mensch, erst entdeckt werden. „Es ist schon in Ordnung," kann der Therapeut antworten. „Ich bin mit etwas weniger Vollkommenheit und jedes Mal mit etwas mehr Anstrengung zufrieden." Einen religiös eingestellten Klienten kann man darauf hinweisen, dass, wenn der Klient jemals Vollkommenheit erreichen würde, er der biblischen Aussagen zuwiderhandeln würde, dass es nur einen Gott gibt. Der Therapeut kann auch erwidern: „Natürlich werden Sie nie 100-prozentig sein. Wenn ich das für möglich hielte, würde ich mich selbst darum bemühen.“ Oder „Wir müssen damit leben. Noch nie hat jemand die Therapie beendet und hatte dann einen Heiligenschein und Flügel. Wären Sie damit zufrieden, ein Stück besser mit der Situation fertig zu werden?“

„Was würden Sie an meiner Stelle tun?“

Oberflächlich betrachtet, scheint dies keine Falle zu sein. Aber sie ist es doch. In Wirklichkeit bittet der Klient um einen Rat oder eine Erlaubnis (vielleicht um ihn zu verwerfen). Oft genug ist ein Rat gerade die Waffe, die der Klient gegen den Therapeuten richtet, falls der Klient die Therapie sabotieren oder verlängern will. „Sehen Sie, ich habe das ausprobiert, was Sie mir geraten haben; nun schauen Sie, was dabei herausgekommen ist!“

Wohl ist es gerechtfertigt, dem Klienten etwas beizubringen. Viele Psychotherapien haben eine deutliche erzieherische Komponente. Den Klienten erziehen, ist etwas anderes, als ihm Anweisungen zu geben. Statt dessen kann der Therapeut antworten: „Ich weiß nicht, was ich an Ihrer Stelle tun würde, denn ich bin nicht Sie.“ Andere Therapeuten sagen: „Es kann schon sein, dass wenn ich Sie wäre, ich das auch so machen würde.“ Und der Therapeut kann dann vorsichtig hinzufügen: „Ich weiß wohl, was ich in einer solchen Situation tun würde, aber das funktioniert nur bei mir; bei Ihnen kann das ganz anders sein.“ Diese kleine Warnung legt die Verantwortung dem auf, dem sie gehört - dem Klienten.

„Sie haben völlig unrecht“

Wenn der Therapeut mehr am Rechthaben interessiert ist als am Wohlergehen des Klienten, dann handelt er nicht therapeutisch.

Recht oder Unrecht ist nicht das Problem; das Problem ist der Inhalt der Diskussion. „Okay, es kann sein, dass ich Unrecht habe. Wie würden Sie es erklären und was wollen Sie daran tun?" Dem Klienten sollte es nicht möglich sein, den Therapeuten in eine Position zu drängen, in der er seine Selbstachtung und seinen Ruf verteidigt. Auf diese Art kommt man vom Thema ab und erlaubt es dem Klienten, am Problem vorbei zu steuern. Sollte der Klient wirklich obigen Satz gebrauchen, so kann der Therapeut anmerken: „Also bitte, keiner ist jemals völlig perfekt!" Der Therapeut muss unterschieden, ob die Aussage situationsbedingt oder angebracht ist. Im zweiten Fall ist es in Ordnung, die Rechtsprechung des Klienten zu diskutieren.

Im Bekanntenkreis der Klienten sind schon viele Menschen von möglicherweise sinnvollen Diskussionen und Interaktionen durch eine solche Falle abgelenkt worden. Sie lassen es zu, verletzt zu werden, sie fühlen sich angegriffen und es ist typisch, dass sie sich zurückziehen und sie lassen den Klienten allein oder sie schlagen zurück. Keine dieser Möglichkeiten ist für Therapeuten angebracht. Indem die Möglichkeit akzeptiert wird, dass der Therapeut tatsächlich Unrecht hat, dass das in der Vergangenheit der Fall war und sicher auch in Zukunft der Fall sein wird, wird dem Klienten ein anpassungsfähiges nützliches Verhalten und eine entsprechende Einstellung vorgeführt. Ein Therapeut, der den „Mut zur Unvollkommenheit" vormacht (Lazarsfeld, 1966), kann den Klienten dazu ermutigen, perfektionistische Bemühungen aufzugeben und sich den gleichen Mut zuzulegen.

„Sie sind unfair"

Diese Anschuldigung kann den Therapeuten entwaffnen. Wenn der Therapeut bei jeder Intervention darüber nachdenken muss, ob der Klient sie als fair ansehen wird oder nicht, so wird das den Fortschritt bei der Therapie verzögern. Zugegeben, ein Therapeut sollte rücksichtsvoll sein und feinfühlend den Punkt erkennen, an dem der Klient zu hören bereit ist. „Sie sind unfair" kann jedoch eine Manipulation des Therapeuten bedeuten, um die therapeutische Kontrolle dem Klienten zu übergeben. Zwar sollte der Therapeut nur selten den Klienten kontrollieren, er sollte aber im allgemeinen die Kontrolle des Prozesses in der Hand behalten.

Sollte der Therapeut wirklich unfair gewesen sein, so sollte er das wieder gutmachen. Eine Entschuldigung ist in Ordnung. Wenn nicht, sollte der Therapeut es vermeiden, sich zu rechtfertigen.

Auf die Anschuldigung kann man auf verschiedene Art reagieren. Ein Therapeut pflegt zu lächeln und sagt dann. „Unter allen den fairen Therapeuten in der Stadt, die Sie hätten zu Rate ziehen können, sind Sie bei dem einzigen in der Stadt gelandet, der unfair ist. Und nicht nur ich bin unfair, das Leben scheint auch so zu sein. Vielleicht sollten wir uns mal Ihre Überzeugung anschauen, dass alles unfair ist.“ Ein anderer Therapeut sagt in diesem Falle: „Ich brauche nicht fair, ich muss nur therapeutisch sein.“ Und noch ein anderer bemerkt dann: „Wenn man verlangt, dass das Leben fair ist, so ist es als ob man von einem Bullen erwartet, dass er nicht angreift, nur weil man Vegetarier ist.“

Schmeicheleien für den Therapeuten

Adler (1956) und auch Credner (1936) sprachen von der Abwertungstendenz. Der Klient versucht tatsächlich, den Therapeuten erst hoch zu stellen und ihn dann herunter zu holen. Sich geschmeichelt zu fühlen, ist die sicherste Methode erhöht zu werden. Adler (1956) erzählt von einem 27jährigen Mädchen, „die meinen Rat sucht, nachdem sie fünf Jahre lang gelitten hatte. Sie sagte: ‘Ich habe so viele Ärzte konsultiert, dass Sie in meinem Leben die letzte Hoffnung sind.’ Ich sagte: ‘Nein, nicht die letzte Hoffnung, vielleicht die vorletzte. Es kann andere geben, die Ihnen auch helfen könnten.’“ (S. 339). Falls er anerkannt hätte, dass er ihre letzte Hoffnung war, wäre sie besser in der Lage gewesen, ihn zu erniedrigen; er hätte für sie die Verantwortung übernommen. Es war seine Methode der Behandlung von Schmeicheleien, indem er der Klientin die Verantwortung zurückgab. Die Klientin war verantwortlich, nicht er. Er half nur.

„Sie sind ein Teufelskerl von einem Therapeuten, wissen Sie das?", war die Aussage eines Klienten, worauf der Therapeut antwortete: „Danke, aber *Sie* verdienen das Lob. Sie haben hart gearbeitet." Wenn Therapeuten Lob und Anerkennung akzeptieren, machen sie es dem Klienten leichter, ihnen auch die Schuld und das Versagen anzuhängen. „Sie sind aber ganz schön schlau," kann umgedreht werden „Danke, ich bin aber wie jeder andere auch. Auf gewissen Gebieten habe ich nur mehr Ausbildung als andere. Ich bin sicher, es gibt Dinge, die Sie wissen und ich nicht." Wenn der Therapeut die Verantwortung dafür übernimmt „ganz schön schlau" zu sein, dann könnte er sich verpflichtet fühlen, diesem Ruf zu entsprechen und dann mehr und „schlauere" Arbeit zu leisten als nötig oder für den Klienten therapeutisch richtig ist. Es könnte die Arbeit sein, die eigentlich der Klient leisten müsste.

Man sollte es aus mehreren Gründen vermeiden, Schmeicheleien entgegen zu nehmen.

1. Der Therapeut könnte für Versagen getadelt werden wie für „Erfolge".
2. Der Klient könnte an den Therapeuten die Forderung stellen, besser als bisher zu sein.
3. Der Therapeut könnte wie ein Gummiball behandelt und vom Klienten manipuliert werden.
4. Der Klient könnte den Therapeuten von seinem Sockel herab stoßen und beweisen, dass er nur „tönerne Füße" hat (Mosak & Gushurst, 1971).

„Ich mache keine zweitklassige Therapie"

Widerstrebende Klienten werden in diversen Therapien aus einer sozial-interaktiven Perspektive gesehen. In diesen Therapien kann Widerstand als eine schlechte Anpassung der Ziele des Therapeuten und Klienten konzeptualisiert werden (Boldt, 1994). Um die Therapie voran zu bringen, bemühen sich die Therapeuten, diese Ziele aufeinander abzustimmen.

Auch wenn diese Vorsichtsmaßregeln getroffen werden, verfolgen manche Klienten Ziele, die unrealistisch oder für den therapeutischen Prozess oder den Klienten schädlich sind. In diesen Fällen können die Therapeuten allzu leicht in die Falle tappen, dass sie zu sehr den Forderungen des Klienten entsprechen, aus Angst zu viel Widerstand zu begegnen. Es kommt ein Punkt, wo der Therapeut klar Stellung beziehen muss, ohne Rücksicht auf die Einwände des Klienten. Wenn der Klient sagt: „Das tue ich nicht“ oder „Das ist mir ganz zuwider“, dann kann die Antwort sein: „Ich meine, für Ihr Wohlergehen und für eine erfolgreiche Therapie muss dies so gemacht (oder nicht gemacht) werden.“ Angenommen der Klient besteht auf Einzeltherapie und der Therapeut ist fest überzeugt, dass Gruppentherapie die Methode der Wahl ist, so kann er dem Klienten erklären: „Ich meine, dass für Sie Gruppentherapie die geeignete Form ist und dass Einzeltherapie nur das Zweitbeste wäre. Ich mache keine zweitklassige Therapie. Wenn Sie auf zweitklassiger Therapie bestehen, kann ich Sie zu jemandem überweisen, der diese Art von Therapie macht.“ Wie auch bei der Taufpaten-Taktik wird dieser Vorschlag nie angenommen.

Indem man das Problem in der Weise umformt, dass es zu einem Versuch des Therapeuten wird, das Beste für den Klienten zu tun und gleichzeitig berufliche Integrität zu wahren, wird es nicht zu einem Problem auf persönlicher Ebene. Es ist kein Machtkampf. Auch der Klient ist nicht notwendigerweise das Problem, sondern es geht darum, dass sich der Therapeut bei dem, was er tut, auch wohl fühlt. Der Nachdruck liegt darauf, was der Therapeut zu tun verantworten kann und was er bereit oder nicht bereit ist zu tun.

14

Veränderungstaktiken

Wenn man Einsicht als eine bedeutungsvolle Erfahrung definiert, die zu einer wahrnehmbaren Veränderung der Bewegungslinie (Mosak & Shulman, 1974) führt, dann ist Veränderung die notwendige Bedingung, um Einsicht zu erlangen. Gutes Daherreden ist nicht der Maßstab für Fortschritt, eine Veränderung im Verhalten wohl. Es gibt viele Methoden, dem Klienten zu einer Veränderung zu verhelfen - man kann sogar mit einem gewissen theoretischen Recht sagen, dass der ganze Therapieprozess eine Veränderungstaktik ist. Der Veränderungsprozess beginnt schon am Anfang der Therapie, er ist nicht deren Endpunkt.

„Hausaufgaben"

Mosak (1971) und Wachtel (1977) Berichten über die Rolle von Hausaufgaben in der Therapie. Wachtel argumentiert, dass die Integration der psychoanalytischen und Verhaltenstherapie durch die Erteilung von Aufgaben und Übungen erreicht wird, worauf Klienten dann ihre Phantasien und Ängste assoziieren, auf sie reagieren und sie beschreiben können. Wenn z.B. ein Klient der Überzeugung ist „nichts gewagt, ist nichts verloren", so kann es eine geeignete „Hausaufgabe" sein, dass er in der nächsten Woche etwas wagen muss. Als Aufgaben kann man auch geben, dass der Klient etwas lesen, andere Leute ansprechen oder etwas Neues ausprobieren muss. „Gehen Sie in dieser Woche aus und stellen Sie drei sinnvolle Kontakte mit jemandem her." „Sagen Sie zu jemandem etwas, was Sie noch nie gesagt haben." „Wenn sie Sie das nächste Mal anschreit, geben Sie ihr einen Kuss." Dies sind Beispiele für ein Verhalten, in dem ein Risiko steckt.

Die Aufgaben sind sehr klienten- und situationsbezogen und hängen sehr von den Erfordernissen der Therapie ab. Es kann sehr segensreich und ermutigend sein, wenn man das Resultat wie auch die Erwartungen und Befürchtungen der Klienten diskutiert. Die Aufgaben können im Beratungszimmer oder auch draußen in der „richtigen Welt" durchgeführt werden. Für jene Therapiearten, die als erzieherisch oder umerzieherisch gekennzeichnet werden, ist das Lernen ein wesentlicher Aspekt des Prozesses und jede Aufgabenstellung kann eine lebendige *in vivo* Erfahrung sein wie es auch beim Rollenspiel der Fall ist. Gründe, warum die „Hausaufgabe" nicht erledigt wurde, sind ein guter Stoff für Diskussionen in der Therapie.

Für das jüngste Kind in der Familie, das das „Baby" spielte (Mosak, 1971), bestand die Aufgabe darin, einmal in der Woche das Abendessen für die Familie zu kochen. Das veränderte in radikaler und positiver Weise die Art, wie er von der Familie wahrgenommen wurde und seine eigene Wahrnehmung besonders in Bezug auf seine Stellung in der Familie.

Adler (1929/1964a) liefert ein Musterbeispiel für die Aufgabenstellung für einen depressiven Patienten:

Ich möchte auf die indirekte Behandlungsmethode zurückkommen: Ich empfehle sie besonders in Fällen der Melancholie. Nachdem eine angenehme Beziehung hergestellt worden ist, mache ich in zwei Stufen Vorschläge für Veränderungen. Auf der ersten Stufe heißt es: „Tun Sie nur das, was Ihnen angenehm ist." Gewöhnlich antwortet der Patient: „Mir ist nichts angenehm." Darauf antworte ich: „Geben Sie sich wenigstens keine Mühe, etwas Unangenehmes zu tun." Gewöhnlich ist der Patient bisher dazu angehalten worden, verschiedene ihm nicht genehme Dinge zu tun, um seinen Zustand zu bessern. Jetzt ist mein Ratschlag für ihn eine schmeichelhafte Neuigkeit und es kann sein, dass sich sein Verhalten bessert. Später insinuiere ich eine zweite Verhaltensregel, indem ich sage: „Es ist viel schwieriger und ich weiß nicht, ob Sie das werden machen können." Ich schweige dann und schaue den Patienten zweifelnd an. Auf diese Weise kann ich seine Neugierde erregen und gewinne seine Aufmerksamkeit, ehe ich fortfahre: „Wenn Sie diese zweite Regel befolgen könnten, wären Sie in 14 Tagen geheilt. Sie lautet: Überlegen Sie von Zeit zu Zeit, wie Sie jemand anderem eine Freude bereiten können. Es würde schnell dazu führen, dass Sie schlafen und würde alle Gedanken vertreiben. Sie würden sich nützlich und wertvoll fühlen." Auf meinen Vorschlag reagieren die Menschen sehr unterschiedlich, aber jeder Patient denkt, dass es zu schwierig ist, dem zu entsprechen. Wenn die Antwort lautet: „Wie kann ich Freude bereiten, wenn ich selbst keine habe?" verändere ich ihm die Aussichten, indem ich sage: „Dann werden Sie vier Wochen brauchen." Auf die transparentere Antwort, „Wer bereitet mir eine Freude?" reagiere ich mit dem wahrscheinlich stärksten Zug in diesem Spiel, indem ich sage: "Vielleicht sollten Sie auf folgende Weise trainieren: TUN Sie nicht direkt etwas, um andere zu erfreuen, aber denken Sie sich etwas aus, wie Sie es tun KÖNNTEN." (S.25f).

Um diese Aufgabe auszuführen, muss der auf sich bezogene Depressive „seine Augäpfel nach außen wenden," welchen Prozess Frankl (1968) „Dereflexion" nennt. Damit „ist beabsichtigt, der zwanghaften Neigung der Selbstbeobachtung entgegenzuwirken" (S.160). Diese Technik hilft solchen Klienten wie dem, der eine Tasse Kaffee mit der Klage ablehnt: „Ich habe immer morgens mit Vergnügen eine Tasse Kaffee getrunken, aber seit ich in Therapie bin, kann ich keinen Kaffee mehr trinken, bis ich herausgefunden habe, welches Bedürfnis ich damit befriedige." Adler empfiehlt den Menschen auch das „sollte" aufzugeben, von dem Ellis (1972, 1974) und Hornbey (1950) sprechen. Adler behauptet auch, dass Depressionen heilbar sind; viele Depressive sind nicht dieser Ansicht.

Die Aufgaben sollten relativ einfach gehalten werden und sich auf einem Anspruchsniveau befinden, auf dem der Klient die Aufgabe zwar sabotieren könnte, aber auf dem es unwahrscheinlich ist, dass er versagt und anschließend den Therapeuten schilt.

So tun „als ob“

Mosak (1995) und Mosak und Maniacci (1995) haben diese Taktik beschrieben. Der Therapeut wendet sie beim Klienten an, indem er ihn bittet, so zu handeln, „als ob“ er jemand anderes wäre. Ein Klient verkündet z.B.: „Wenn ich nur ein richtiger Mann wäre!“ Daraus kann sich folgender therapeutischer Dialog ergeben:

Therapeut: Ich möchte gern, dass Sie in der nächsten Woche so handeln, als ob Sie ein richtiger Mann wären.

Klient: Ich würde nicht mal wissen, wie ich das anfangen sollte.

Therapeut: Kennen Sie jemanden im richtigen Leben oder im Kino oder aus der Literatur, der Sie als „richtiger Mann“ beeindruckt hat?

Klient: Ja, John Wayne.

Therapeut: Also, wenn Sie in der nächsten Woche in einer Situation sind, wo Sie nicht wissen, was Sie da tun sollen, dann würde ich Sie bitten zu handeln, „als ob“ Sie John Wayne wären.

Klient: Aber das wäre doch albern, weil ich kein richtiger Mann bin. Ich kann nicht albern sein.

Therapeut: Ich verlange von Ihnen nicht, dass Sie albern sind. Als Lorence Olivier auf die Bühne ging und so handelte, „als ob“ er Hamlet wäre, war das nicht albern. Er handelte so „als ob“. Und ich möchte, dass Sie das nächste Woche tun.

Klient: Na gut, und was soll das beweisen?

Therapeut: Es wird nichts beweisen. Es wird Ihnen nur die Gelegenheit geben, selbst zu erleben, wie es ist, wenn man sich wie ein richtiger Mann verhält.

Wenn der Klient zustimmt, kann der Therapeut ihm folgende Geschichte erzählen:

In einem Dorf in Ungarn lebte ein junger Mann, der grotesk hässlich war. Sein Leben war sehr einsam. Als einzigen Freund hatte er einen jungen mitfühlenden Mann. Eines Tages schüttete der hässliche Mann ihm sein Herz aus. „Warum hat Gott mich so hässlich gemacht? Ich möchte ja nicht gerade hübsch sein, aber so hässlich zu sein, dass die Menschen auf die andere Straßenseite gehen, wenn sie mich sehen, kannst Du Dir vorstellen, wie man sich da fühlt? Andere Menschen haben Freunde und ein geselliges Leben, sie heiraten und haben Kinder; diese Freude werde ich nie erleben.“ Sein Freund sagte darauf: „Du bist in einer schrecklichen Lage, aber so schlimm braucht es nicht zu werden. In einem Dorf auf der anderen Seite des Flusses lebt ein Maskenbildner, der macht Masken, die so lebensecht sind, dass man sie von echter Haut nicht unterscheiden kann.“ Der hässliche Mann widersprach (und hier kann der Therapeut die Argument des Klienten einfügen 'Wäre das nicht albern?' usw. und könnte die Argumente ein zweites Mal widerlegen). Sie überquerten also den Fluss und tatsächlich der Maskenbildner machte ihm eine Maske, die man nicht von echter Haut unterscheiden konnte. Der ursprünglich hässliche Mann kehrte in sein Dorf zurück und alle staunten, wer denn wohl der hübsche Fremde sei. Er fand Freunde, ging mit Mädchen aus, das Leben war wunderbar. Er wußte jedoch, dass dies nicht immer so bleiben konnte, denn eines Tages würde sein Geheimnis aufgedeckt werden. Schließlich verliebte er sich in eine Frau und sie in ihn. Das Leben war herrlich, aber alles würde ein Ende haben, denn er konnte nicht heiraten, ohne zu offenbaren, was unter der Maske war. Schließlich kam der entscheidende Tag. Sie fragte ihn, warum sie nicht heiraten könnten. Er brachte viele ausweichende Entschuldigungen vor, aber sie war hartnäckig. Schließlich stand er mit dem Rücken an der Wand, es gab kein Ausweichen mehr. „ Da ist etwas an mir, wenn du das wüßtest, würdest du nicht ans Heiraten denken." Sie sagte ihm, er sei verrückt. „Ich liebe dich und ich weiß, dass du mich liebst. Warum können wir nicht heiraten?" „Ich muss es dir wohl erzählen," sagte er und riss sich die Maske herunter. „Jetzt weißt du es. Willst du mich noch immer heiraten?" „Was weiß ich jetzt?" Er sah sich um und schaute in einen Spiegel. Und siehe da! Er sah genau so aus wie die Maske. Und das könnte auch Ihnen passieren."

Adler (1956) verglich das kognitive Schema eines Menschen mit einer Straßenkarte, einer Richtlinie, der man folgt, als ob es die Wahrheit wäre. Obgleich die Fiktionen, denen man folgt, nichts als Fiktionen sind, hängt man an ihnen, weil sie dazu dienen, das Verhalten zu bestimmen und Erfahrungen zu kontrollieren und vorherzusagen. Diese psychologische Grundtatsache wird zu des Therapeuten (und schließlich des Klienten) Vorteil benutzt. Indem man nützliche und angepasstere Fiktionen und Konstruktionen einsetzt, wird der Klient ermutigt, in nützlicheres und produktiveres Verhalten einzusteigen. Man könnte dem Klienten z.B. sagen: „Wenn Sie das nächste Mal mit Ihrer Freundin ins Kino gehen, handeln Sie so, „als ob" Sie Ihr Freund Tom wären, der so viel Glück bei Mädchen hat. Fragen Sie sich, wie er sich verhalten würde und machen Sie es dann auch so."

Eine Klientin in einer psychiatrischen Ambulanz wurde dazu ermutigt, ihren Ärger und ihre Aggressionen zu mäßigen, Menschen mehr zu akzeptieren und ihnen freundlicher entgegenzukommen. Sie behauptete, dass es ihr unmöglich wäre, sich diese andere Verhaltensweise vorzustellen und bat aufrichtig um Hilfe. Ihr (männlicher) Therapeut empfahl ihr, an jemanden zu denken, der seinen Ärger kontrollierte und mit „Provokationen" in einer reifen, sensiblen Art umging. Unmittelbar dachte sie da an ihre weibliche Therapeutin, die sie immer noch einmal im Monat aufsuchte. Sie wurde dann angewiesen, immer wenn sie sich provoziert oder bedroht fühlte, so zu handeln, „als ob“ sie ihre weibliche Therapeutin wäre. Sie fand diesen Vorschlag akzeptabel und nahm leicht das Verhalten der Therapeutin an, zunächst durch Rollenspiel und dann in strukturierten praktischen Übungen in ihrem sozialen Umfeld.

Sobald ein Verhalten in den Lebensstil von Klienten eingearbeitet wird, wächst das Vertrauen und der Unterschied zwischen dem Handeln „als ob“ und dem eigentlichen „Sein“ schmilzt. Langsam werden Klienten zu dem, was sie sich vorstellen. Geeignete Rollenmodelle können überall gefunden werden, seien es Freunde oder Bekannte des Klienten oder berühmte Persönlichkeiten. Wie der verstorbene Theaterintendant Max Reinhardt sagte: „Spielen Sie Ihre Rolle - und Sie können alles werden, was Sie wollen.“

Die zeitliche Abfolge einer Wandlung

Klienten wünschen sich manchmal, dass sie lieber schon gestern geheilt worden wären und sie fragen klagend: „Warum muss das so lange dauern?“ Oft wird ein schneller Trick gewünscht und das Lernen von etwas, das ihnen bei der Wandlung hilft. Dann erklären wir ihnen die zeitliche Abfolge einer Wandlung. Mit Ausnahme des Lernens beim ersten Versuch, wie bei der plötzlichen Bekehrung vom Saulus zum Paulus (Apg. 9:3 - 19; 22:6 - 21; 26:12 - 18; Gal. 1:12 - 16) erfolgt Wandlung in einem vierstufigen Prozess, der auf der Idee des „Sich-selbst-Ertappens“ beruht.

1. Auf der ersten Stufe ertappen sich die Klienten zu spät, nachdem sie das zu ändernde Verhalten wieder begangen haben. Es ähnelt dem, was die Franzosen *l'esprit d'escalier* (Treppengeist) nennen. Beim Zubettgehen nach einer Party fallen einem auf der Treppe alle die witz-sprühenden Dinge ein, die man auf der Party hätte sagen können, aber nun ist es zu spät. Wie auch in anderen Fällen stehen Klienten hier vor der Wahl. Sie können sich als dumm und Versager bezeichnen („Ich werde

mich nie ändern, ich bin ein hoffnungsloser Fall“), womit sie sich selbst entmutigen. Oder sie können sich dazu beglückwünschen, dass sie den ersten Schritt für eine Wandlung schon getan haben, in welchem Falle sie sich selbst ermutigen. Wir sagen ihnen, dass Menschen, die ermutigt sind, im allgemeinen besser und schneller lernen als entmutigte Schüler.

2. Als nächstes sagen wir ihnen: „Wenn Sie sich oft genug ertappt haben (Wir sagen das mit diesen Worten, um die Klienten wissen zu lassen, dass wir davon ausgehen, dass sie sich mehr als einmal zu spät ertappen werden und dass sie sich nicht selbst herabsetzen sollen, wenn es wieder geschieht), werden Sie sich auf die zweite Stufe bewegen, wo Sie sich beim Tun ertappen - und Sie werden es doch wieder tun. (Auch hier ist die Formulierung so gewählt, damit die Klienten sich nicht selbst schlecht machen). Auch hier haben Sie wieder die Gelegenheit, sich selbst in den Hintern zu treten und sich zu sagen, dass Sie es nie lernen werden, oder Sie können sich dazu gratulieren, dass Sie sich schon auf der zweiten Stufe befinden. Wenn Sie sich oft genug ertappt haben, werden Sie zur dritten Stufe aufsteigen.“
3. Auf der dritten Stufe ertappen sich Klienten vor dem Tun, aber sie werden im allgemeinen trotzdem beim alten Verhalten bleiben. Auch hier haben sie die Möglichkeit, sich zu entmutigen oder zu ermutigen und wird laden sie dazu ein, sich zu ermutigen.
4. Wenn sie sich oft genug auf der dritten Stufe ertappt haben, werden sie in der Lage sein, die Dinge kommen zu sehen und jetzt werden sie nicht mehr am Köder knabbern! In diesem Augenblick hat die Wandlung stattgefunden.

Ob die Forschung eine solche Reihenfolge empirisch bestätigen wird, wissen wir nicht, aber darauf kommt es auch nicht an. Es kommt darauf an, Klienten zu ermutigen, bei den Bemühungen zur Wandlung ausdauernd zu sein, das eigene Verhalten zu beobachten und nicht „automatisch“ in das alte Verhaltensmuster zurückzufallen (etwa: „Ich kann nicht anders. Es ist meine Angewohnheit"), sondern in Bewegung zu bleiben. Manche werden von Stufe eins auf Stufe vier springen, andere werden von Stufe drei auf Stufe zwei und dann auf Stufe vier gelangen. Das ist nicht so wichtig wie die Gesamtbewegung und die Unterstützung und Ermutigung durch den Therapeuten und die Selbstermutigung des Klienten.

Die Regeln ändern

Zwei Beispiele machen die Taktik deutlich.

In einem militärischen Konvoi fuhr ein schwerer Lastwagen mit Anhänger auf einer belebten Autobahn, als er zu einer Unterführung kam, die eine Höhe von 4,80 m zuließ. Der Laster war 4,90 hoch. Trotzdem fuhr der Fahrer mit voller Geschwindigkeit weiter, blieb aber in der Mitte der Unterführung stecken, was den Verkehr in weitem Umkreis zum Stehen brachte. Die Armeeingenieure waren ratlos, wie man ihn wieder frei bekommen könnte. Sogar die Möglichkeit, die ganze Unterführung anzuheben, war im Gespräch als ein kleiner Junge, der mit seiner Familie auch im Stau stand, auszurufen wagte: „Warum lässt man nicht etwas Luft aus den Reifen?"

Manchmal ist die Lösung für alle, die die vorgegebenen Begrenzungen der Situation nicht akzeptieren, ganz offensichtlich. Alexander der Große hat die ganze Welt erobert, weil er die Begrenzungen des Gordischen Knotens nicht akzeptierte.

Eine andere Situation betrifft einen Bewohner von Calgary, Alberta, Kanada, der an den Bürgermeister die Bitte richtete, dass in der Gegend herumstreunende Katzen registriert werden sollten. Er wurde höflich davon informiert, dass ein vom König Heinrich II. erlassenes englisches Gesetz, das das Registrieren von Katzen verbot, immer noch gültig war. Der Bewohner bot eine einfache Lösung. Da Pferde registriert werden, sollte man einfach ein Zusatzgesetz erlassen, dass in Calgary alle Katzen Pferde seien.

Beide Geschichten werfen ein Schlaglicht auf die Tatsache, dass Menschen manchmal Begrenzungen akzeptieren oder versäumen, offenstehende Möglichkeiten in ihre Überlegungen einzubeziehen, einfach wegen der Art und Weise, wie sie eine Situation wahrnehmen. Besonders Psychotherapeuten unterliegen dieser Wahrnehmungsweise. Da sie die Klienten zu gut kennen, nehmen sie an, dass gewisse Dinge außerhalb der Möglichkeiten der Klienten oder der Situation liegen und versäumen es daher zu überlegen, was sonst eine vollkommen vernünftige und kreative Lösung wäre. Zum Beispiel beklagen Klienten sich regelmäßig darüber, dass sie einsam seien, keine geselligen Fähigkeiten hätten und allgemein nicht liebenswert seien. Man würde in eine Falle tappen, wenn man unter diesen Voraussetzungen zu arbeiten versuchte. Wie der Armeeingenieur würde der Therapeut die Unterführung anzuheben versuchen, wenn eine einfache und viel wirkungsvollere Lösung darin besteht, dem Klienten recht zu geben, dass ein nicht liebenswerter Mensch einsam sein wird. „Warum müssen Sie das aber bleiben?“ oder „Warum können Sie nicht liebenswert werden?“ Statt über die Aussage zu streiten („Sie sind doch liebenswert!“) lieber sozusagen die Regeln verändern. Wenn jemand sagt: „Es tut weh, wenn ich das tue,“ dann wäre eine normale Antwort: „Dann tun Sie es eben nicht!“

Die Berater mögen auch annehmen, dass die von den Klienten erstellten Regeln in Stein gemeißelt sind. „Nein, ich kenne ihn. Ich könnte ihn nie darum bitten, das zu tun. Da muss es einen anderen Ausweg geben.“ Aber vielleicht kann er doch bitten. Der Berater könnte sich denselben Regeln unterwerfen, wie der Klient, womit er sich den gleichen Begrenzungen unterwirft wie dieser. Es ist etwas anderes, ob man die Regeln des Klienten kennt, oder ob man sich ihnen unterwirft und dann versucht, sie zu erweitern oder zu modifizieren. Wie schon gesagt, darf der Berater nicht das Spiel des Klienten spielen.

Wir haben das Beispiel von einem Klienten, der seine Familie allen Arten von Schwierigkeiten und Unbequemlichkeiten aussetzte, weil er „ungeschickt“ war. Er konnte Auto fahren, aber er konnte das Auto nicht unterhalten, weil er nicht Benzin oder Öl einzufüllen verstand. Er verstand es, Kleider zu tragen, aber er konnte sie nicht waschen, weil er nicht wusste, wie die Waschmaschine oder der Trockner funktionierte. Er war zu ungeschickt zum Kochen und konnte auch nicht die Verantwortung für Haus- oder Gartenarbeiten übernehmen. Die Familie akzeptierte seine „Ungeschicklichkeit“ und hatte sich entsprechend eingerichtet. Der Therapeut machte der Familie klar, welcher Regel sie gefolgt waren: „Jonny ist ein Trampel. Er kann es nicht, also müssen wir.“ Sie veränderten die Regel, die jetzt hieß: „Johnny kann nicht - oder er will nicht.“ Nach einigem Training konnte Johnny.

Wie die Armeeingenieure in der apokryphen Geschichte akzeptieren es Therapeuten manchmal, dass der Weg aus einer Situation schwierig ist. Sie werden dabei noch von Klienten unterstützt und bestätigt, die, wenn man ihnen eine Änderung vorschlägt, verkünden: „Das ist so schwierig!“ Sie sind der Meinung, dass ein an Schizophrenie leidender nicht im entferntesten dazu gebracht werden kann, seine Angelegenheiten selbst zu regeln. Eine abhängige Persönlichkeit kann nicht unabhängig sein. Eine verstrickte Familie kann keine gesunden Grenzen haben. Wegen solcher Vorstellungen stellt man dann ausgeklügelte Behandlungspläne und Verfahren auf und mögliche einfachere therapeutische Verfahren werden übergangen. Es ist manchmal so verführerisch, sich in den „Spielen“ der Klienten zu verfangen.

Wenn die Therapie festgefahren ist oder die Dinge übermäßig kompliziert werden, dann kann es nur allzu leicht sein, dass der Therapeut eine Änderung herbeiführen will, indem er sich an Regeln hält, die zu keiner Änderung führen werden. Es ist außerordentlich schwierig, einen isolierten Klienten sozial zu „machen“. Solange das „isoliert“ als gegeben vorausgesetzt wird, wird es eine Sisyphusarbeit sein. Wenn der Klient bereit ist, hinauszugehen und Kontakte zu knüpfen, wird alles viel leichter. Ein „hilfloser“ Mensch wird nur sehr schwierig in einen unabhängigen Menschen zu verwandeln sein. Der Trick besteht darin, sich nicht mit dem „hilflos“ und dem, was damit zusammenhängt, abzufinden. Therapeuten, die sich auf eine Prognose einlassen, erzeugen damit einen anderen Stolperstein für den Wandlungsprozess. Indem sie eine sich selbst erfüllende Prophezeiung abgeben, sorgen sie erst dafür, dass sich die negative Prognose bewahrheitet.

Am Ende der Beratungsstunde informiert eine Mutter ihren Familientherapeuten, dass sie bei der Beratung nicht länger mitmachen könne. Im Bus liefen ihre Söhne als Rowdies durch den Gang, rissen den Passagieren die Zeitungen aus den Händen und ärgerten die Leute auf andere Weise. Wenn sie versuchte, die Jungen zur Ordnung zu rufen, schauten die anderen Passagiere sie mit einem anklagenden Blick an, der besagte: „Sie sind eine schlechte Mutter.“ Der Therapeut bat sie, noch einmal zu kommen, um das Problem zu diskutieren. Als sie in der nächsten Woche wiederkam, erzählte sie dem Therapeuten, dass sie das Problem ohne seine Hilfe gelöst hätte. Ihre Söhne hatten sich im Bus wieder schlecht betragen, aber als die Leute dann umherschauten, wem die ungezogenen Kinder „gehörten“, schaute sie sich auch um....

Klienten mit ihrer Verantwortung konfrontieren

Dreikurs (1967a) pflegte seine Klienten zu fragen: „Und was haben *Sie* dann getan?“ Recht oft sind Klienten sehr geschickt dabei, darauf hinzuweisen, was andere tun oder getan haben, aber sie übersehen dabei die Rolle, die sie selbst im Prozess spielen. Gewöhnlich beobachtet man das bei der Familienberatung, wenn Eltern über die Taten ihrer Kinder berichten. „Sie hören nicht zu.“ „Sie sind so ungezogen.“ „Sie prügeln sich immer.“ „Jeden Morgen geht er ohne Frühstücksbrot zur Schule.“ Adler schrieb

(1956), dass dort, wo Kinder unordentlich sind, man den Schatten einer Gestalt sieht, die nach ihnen aufräumt. Verhalten erfolgt immer in einem sozialen Umfeld (Adler, 1956; Lewin, 1937). Als Folge davon sollte man Verhalten und Konflikte zwischenmenschlich sehen (Mosak & LeFevre, 1976). Fragen wie: „Und was haben *Sie* gemacht?" oder „Was machten Sie *dann*?", gibt den Klienten die Anregung, sein eigenes Verhalten zu überprüfen. Auf der gleichen Linie liegt die Frage: „Was werden *Sie* jetzt machen?", was die Verantwortung dem Klienten auferlegt. Was auch immer „sie" dem Klienten antun, die Frage bleibt: „Und was werden Sie jetzt machen? Wie schon Frankl (1963) betont hat, können wir nicht immer kontrollieren, was das Leben uns antut, aber wir können immer entscheiden, welche Einstellung wir den Lebensereignissen gegenüber einnehmen wollen.

„Was haben Sie in so einem Fall in der Vergangenheit gemacht?", konfrontiert Menschen ebenfalls mit ihrer Verantwortung für das Geschehen. Es beinhaltet auch ein Gefühl der Machtfülle und der Zusammenarbeit seitens der Person (wie es auch alle anderen hier aufgeführten Fragen tun). „Wie erklären Sie sich, was da geschehen ist?", kann auch wirkungsvoll sein, besonders wenn es sich auf das Verhalten des Klienten bezieht. „Wie erklären Sie es sich, dass Sie jedes Mal, wenn ihre Frau dieses Problem anspricht, gleich auf achtzig sind?"

Tut euch gegenseitig etwas Nettes an

Diese Taktik ist eine Abänderung von Adlers Technik, eine Depression zu unterbrechen. Coyne (1984) benutzt eine ähnliche Taktik in der Familien- und Ehepaartherapie. Ehepaare erhalten folgende Anweisung:

Ich möchte gern, dass Sie im Laufe der nächsten Woche drei Mal etwas Nettes füreinander tun. Sie haben zwei Möglichkeiten: Erstens können Sie Ihrem Partner sagen, was Sie tun werden und wann. Zweitens können Sie es Ihrem Partner sagen, nachdem Sie es getan haben.

Wenn das Ehepaar oder die Familie mit der Aufgabe einverstanden ist, geschieht mehreres. Zunächst ändert sich die Einstellung der Beteiligten. Statt sich auf das Negative zu konzentrieren, was am anderen oder der Beziehung schlecht ist, schaut jeder auf das Positive, das Gute, das für sie getan wird. Ein anderer Vorteil liegt darin, dass die Klienten durch eine solche Vereinbarung in angenehmer Weise verlockt werden. Es kann ein Vergnügen und richtig „schnuckelig“ sein, z.B. eine Überraschungsparty zu organisieren. Klienten beginnen darüber nachzudenken, was sie dem anderen Nettes tun können, anstatt ihn zu ärgern, oder sich für vermeintlich erlittenes Unrecht zu rächen. Statt positive Dinge, die man für den anderen tun will, aufzulisten und abzuarbeiten, ist es jetzt mit Geheimnis und Spontaneität gewürzt.

Eine einfachere Taktik wird oft in der Ehetherapie verwendet. Meist sieht ja das Szenario folgendermaßen aus:

Sie (oder er): In dem Augenblick, wo du von der Arbeit nach Hause kommst, bist du grantig, ärgerlich, schreist herum und lädst allen deinen Tagesärger auf mich ab. Jetzt werde ich dir mal erzählen, wie es mir heute ging. Der Lehrer hat mich angerufen, weil Peter sich wieder schlecht betragen hatte, das Baby hat den ganzen Tag geschrien, der Hund hat auf den Teppich gemacht und du meinst, dass du einen schlechten Tag hattest.....

Natürlich geht dann der Kampf los.

Um dem entgegenzuwirken, werden Paare angewiesen, dass beim nach-Hause-kommen des Partners jeder auf seiner Seite der Tür ein Lächeln aufsetzen soll. Erst dann wird die Tür geöffnet. Es ist äußerst schwierig, mit jemandem zu kämpfen, der dich liebevoll anlächelt.

15

Taktiken des Konterns

Wenn man die grundlegenden Voraussetzungen versteht, nach denen sich ein Klient verhält, so kann das sehr hilfreich sein. Ellis (1974) und seine Schüler haben in allen Einzelheiten die Methoden dargelegt und diskutiert, wie man den „irrationalen Überzeugungen“ der Klienten widerspricht, denn es sind solche Überzeugungen, die die Klienten daran hindern, so glücklich und bequem zu leben, wie sie es könnten. Das Kontern ist eine dieser Methoden. Sie kann entweder von den Therapeuten oder den Klienten benutzt werden. Gedanken und Überzeugungen, die bei einem nützlichen und angepassten Verhalten stören, werden direkt angesprochen und ihnen wird widersprochen. Ellis nennt solche Taktiken sogar eine „Gegenpropaganda“.

In ähnlicher Weise spricht Dreikurs von „Grundfehlern“, was Adlerianer beibehalten haben, ohne allerdings den Ausdruck zu benutzen. Eines der Ziele ihrer Therapie besteht darin, diese „Grundfehler“ zu kontern, was andere eine „kognitive Restrukturierung“ nennen. Adler (1956) war der Meinung, dass das Ziel einer Therapie nicht sein kann, perfekte Menschen zu erzeugen, sondern nur große Irrtümer durch kleinere zu ersetzen.

Es gibt mehrere Möglichkeiten, diese Überzeugungen zu kontern. Einige werden jetzt ausführlich behandelt.[1]

---

[1] Die Methode „dem Klienten in die Suppe spucken“ ist schon behandelt worden.

Ideales Kontern

McMullin (1986) behandelt Taktiken des Konterns und stellt fest, dass sie von einem einzelnen Wort bis zu einer „eleganten Philosophie“ reichen können.

- *Kontern durch ein Wort: „Stop.“ „Unsinn.“ „Lächerlich.“*
- *Durch Formeln: „Vergessen Sie's!“ „Das ist unnütz.“ „Stimmt nicht.“ „Warum nicht?“*
- *Ganze Sätze: „Entspannen Sie sich und lassen Sie sich Zeit.“ „Keinen wird es kümmern, wenn Sie einige Fehler machen.“*
- *Philosophie: „Es geht nicht darum, wer Recht oder Unrecht hat. Es kommt nur darauf an, diese Sache zu erledigen.“ „Was wäre das Beste, was alle Beteiligten in diesem Augenblick tun könnten?“ „Nicht jeder wird alles, was Sie tun, immer mögen. Es bleibt Ihnen also nichts übrig, als das zu tun, was Sie im Augenblick für das Beste halten.“ „Ein Konflikt entsteht, wenn man sich dazu entscheidet, sich nicht zu entscheiden.“*

Ideales Kontern besteht darin, den Überzeugungen des Klienten entgegenzuwirken und dabei den Nagel auf den Kopf zu treffen. Wenn der Klient der Überzeugung ist, dass er unter allen Umständen allgemeine Anerkennung braucht, so kann man diese Überzeugung kontern: „Niemand erhält allgemein Zustimmung, nicht einmal Gott.“

McMullin (1986) nennt fünf Richtlinien für den Einsatz von idealem Kontern.

1. Je kräftiger das Kontern erfolgt, umso besser. „Es ist schon schwierig, immer Recht zu haben“ ist nicht so kräftig wie „es ist menschenunmöglich immer Recht zu haben.“
2. Je mehr ein Klient kontern kann, um so besser. Je größer die Zahl der verfügbaren Konter für jeden irrationalen Gedanken oder jede falsche Überzeugung, desto größer sind die Aus-

sichten, dass der Klient sich selbst erfolgreich widersprechen wird.

3. Das Kontern muss realistisch und logisch sein, es darf dabei nicht gelogen werden. McMullin stellt fest, dass das nicht immer mit positivem Denken übereinstimmt. „Das Leben wird jeden Tag leichter“ wird wahrscheinlich einen Unglückswurm nicht dazu bringen, seine Überzeugungen abzulegen, weil es einfach nicht realistisch ist. Wirkungsvoller könnte es sein, wenn man sagt: „Das Leben hat Höhen und Tiefen. Manche Tage sind hart, an anderen geht es uns besser.“
4. Man muss das Kontern wiederholen. McMullin (1986) bemerkt, dass „man eine Stunde jeden Tag über ein Jahr oder mehr braucht, um eine lebenslang verwurzelte Überzeugung zu überwinden.“
5. Das Kontern sollte auf der gleichen Ebene geschehen, auf der sich der irrationale Gedanke befindet. Wenn die Überzeugung des Klienten visuell ist, sollte auch die Technik des Konterns auf der visuellen Ebene erfolgen. Eine mit Emotionen beladene Überzeugung wird ihr Heilmittel eher in einem emotionsgeladenen Kontern finden als in einem kühlen und logischen Argument.

Ideale Konter tun mehr als nur eine besondere Überzeugung zu kontern, sie kontern einen ganzen Satz von Überzeugungen. Ein spezifisches Kontern macht zum Beispiel aus „Ich kann dies nicht“ ein „Ich kann dies und ich werde es auch tun.“ Eine Veränderung des Etiketts ist noch spezifischer. So können ichbezogene Einstellungen in umwelt-bezogene Einstellungen verändert werden. „Ich bin ein Kämpfer“ verändert sich in „Ich bin ein mitfühlender Mensch.“ Ideales Kontern zielt auf Ideale und damit auf ganze Systeme.

Frühe Kindheitserinnerungen sind eine Methode, an die zentralen Überzeugungen der Klienten heranzukommen. Dabei werden Überzeugungen von der eigenen Person, von anderen, von der Welt und von Recht und Unrecht in Sprache umgesetzt und in

Aussagen festgehalten (Shulman & Mosak, 1988). Diese Aussagen und damit diese Überzeugungen zu kontern ist das Hauptziel einiger Therapiearten. Wenn jemand Kontrolle als Priorität hat (Mosak, 1973), dann kann man ihm Aussagen beibringen, die diesen Überzeugungen widersprechen. „Ich brauche nicht immer die Kontrolle zu haben. Schluss damit. Dadurch gerate ich nur in mehr Stress und Angst.“ „Wenn Du alles kontrollieren könntest, dann wärst du der liebe Gott und das wäre eine Übertretung der Zehn Gebote.“ „Würden Sie mit Auto fahren aufhören, nur weil Sie nicht immer alles auf der Straße unter Kontrolle haben?“

Ideales Kontern muss nicht immer aus einer „eleganten Philosophie“ bestehen, von der wir oben gesprochen haben. Wenn jemandes Grundüberzeugungen sich darum drehen, dass er immer sauber sein, alles unter Kontrolle haben und intelligent erscheinen muss (das wäre jemand, der niemals Unsinn macht oder unkontrolliert lacht usw.) dann könnte man das mit dem einfachen Ausruf „Entspannen Sie sich“ kontern. In diesem Falle wäre es sogar so, dass ein ausführlicheres Kontern die Gefahr in sich birgt, kontraproduktiv zu sein.

Alternative Erklärungen

Für die wissenschaftliche Denk- und Arbeitsweise ist es typisch, Hypothesen aufzustellen und zu überprüfen. Erscheinungen werden beobachtet, Gründe für ihr Auftreten werden erkannt und dann einer Überprüfung unterzogen. Oft genug stellen Klienten Hypothesen auf, aber überprüfen sie nicht. Sie handeln so „als ob“ ihre Hypothese der einzige wahre einleuchtende Grund oder die Erklärung für die beobachtete Erscheinung sei. Dabei stehen alternative Erklärungen ausreichend zur Verfügung, wenn die Klienten nur bereit wären, sich von ihren Fixierungen zu lösen (Beck, 1976; Mosak & Shulman, 1974). Powers (persönliche Mitteilung) fordert gewisse Klienten mit der Frage heraus: „Haben Sie denn schon eine Erklärung dafür, wie und warum etwas gut ausgeht?“ In vielen Fällen ist es nicht leicht zu erkennen, wie die Dingen „richtig“ liegen. Dann kommt es darauf an, welche Erklärung man als die nützlichere akzeptieren sollte. Mosak macht Klienten, die sich in ihrer tendenziösen Apperzeption als „nicht okay“ ansehen, folgenden Vorschlag:

In Ihrem und in meinem Kopf gibt es Überzeugungen und Erinnerungen von unseren guten Eigenschaften, unseren Mängeln, unserem guten Verhalten und unserem schlechten Verhalten, von unseren Erfolgen und von unserem Versagen. Wenn Sie sich auf die guten Eigenschaften, Ihr gutes Verhalten und Ihre Erfolge konzentrieren, werden Sie das Gefühl haben: „Ich bin okay.“ Wenn Sie sich andererseits auf Ihre Mängel konzentrieren, auf Ihr schlechtes Verhalten und Ihr Versagen, werden Sie das Gefühl haben: „Ich bin nicht okay.“ Sie können jederzeit für alles, was Sie gerade beweisen wollen, Beweise vorlegen. Wenn Sie sich also okay fühlen wollen, können Sie das erreichen, indem Sie sich dazu entscheiden, sich auf das Positive an Ihnen zu konzentrieren.

Manchmal benutzt man diese Taktik im Zusammenhang mit der „10-Finger-Taktik“ und der „Handeln *als ob* Taktik“.

Eine andere Klientin sprach über ihre Ängste in öffentlichen Verkehrsmitteln, besonders Bussen und Zügen. Wenn sie in einem Bus fuhr, hatte sie das Gefühl, dass andere negativ über sie sprachen. Sie beobachtete sie immer, wie sie miteinander flüsterten und auf sie schauten. Man half ihr dabei, Alternativen in Erwägung zu ziehen, warum Menschen miteinander sprachen. Vielleicht machten sie eine Bemerkung darüber, wie hübsch sie aussah. Oder sie fragten sich, wo sie wohnen mochte, da man sie schon öfter in dem Bus gesehen hatte. Sie mochten gar nicht über sie, sondern über jemand anderes reden. Vielleicht fühlten sie sich auch befangen und gehemmt und sprachen über ihre eigene Unsicherheit bei Fahrten mit dem Bus.

Ein anderes Beispiel betrifft einen Mann, der glaubte, eine Anstellung nicht bekommen zu haben, weil er „ungeeignet und ein

Verlierer“ sei. Er fand selbst alternative Erklärungen, nachdem man ihm tüchtig nachgeholfen hatte, dass es einfach nicht die richtige Arbeit für ihn war, oder der Chef war ein Trottel, denn der Mann eignete sich sehr wohl für den Job, er hatte aber zu viel Erfahrung. Oder er eignete sich für den Job, aber jemand anderes hatte mehr Erfahrung. Der Chef hatte zwei geeignete Kandidaten und warf einfach eine Münze. Oder der Chef gab den Job einem Bekannten.

Auch hier kommt es nicht auf richtig oder falsch an. Den Klienten muss nur bewusst gemacht werden, dass die Möglichkeit alternativer Erklärungen besteht. Wenn das erst geschieht, wird den ichbezogenen zerstörerischen Überzeugungen, Interpretationen und Schlussfolgerungen ein Teil ihrer Macht entzogen. Als eine Taktik des Konterns werden Klienten dazu ermutigt, für jede unangenehme Situation so viele alternative Erklärungen zu finden als nur möglich. Diese Einstellung ist aktiv und ermutigend und löst nicht nur den negativen, nutzlosen Kreislauf auf, in dem sich Klienten selbst verfangen, sondern ist präventiv und gibt Selbstsicherheit, wenn es regelmäßig und vernünftig gemacht wird. Bisher haben Klienten sich selbst zu sehr entmutigt und sind ängstlich, depressiv und einsam geworden, jetzt können sie bei sich selbst eingreifen, sobald unangenehme Gedanken aufsteigen.

Während „auf Alternativen hinweisen“ eine Taktik der Konfrontation ist, die der Therapeut einsetzt, benutzt der Klient „alternative Erklärungen“ selbst. Als eine Taktik der Konfrontation erweitert es den Blickwinkel des Klienten. Als eine Taktik des Konterns stellt es alte Überzeugungen in Frage und verändert sie und erweitert außerdem den Blickwinkel.

Vorbereitung auf den Erfolg

Adler (1956), Ellis und Harper (1975), Bandura (1977), Beck (1976) und McMullin (1986) um nur einige zu nennen, haben in vielfältiger Weise die Auswirkungen von negativen Beurteilungen auf die Leistungen beschrieben, besonders von negativen

Selbstbeurteilungen. Bandura hat die Auswirkung der positiven Beurteilung der eigenen Effektivität auf die Leistungen untersucht und im einzelnen die schädlichen Auswirkungen einer negativen Beurteilung festgehalten. Was der Einzelne über sich selbst und seine Fähigkeiten, positive Ergebnisse zu erzielen, fühlt, steht in direkter Beziehung zur erbrachten Leistung. Wer glaubt, dass er wenig oder keine Möglichkeit hat, mit einer Situation erfolgreich fertig zu werden, wird genau dieses Ergebnis erzielen. Er wird die Situation nicht zu seinem Vorteil verändern können. Wer aber glaubt, dass er etwas Positives tun und die Situation ändern kann, wird es im allgemeinen auch tun.

Aussagen zur Vorbereitung des Erfolges können eine beeindruckende Form des Konterns sein. Ideales Kontern oder alternative Erklärungen mögen nicht immer auf die Person gerichtet sein. Diese beiden Formen des Konterns können sich auf die Umgebung und die Situation ebenso wie auf die Person richten. Aussagen zur Vorbereitung des Erfolges sind nur auf die Person gerichtet. „Ich kann damit fertig werden. Ich beherrsche das und ich werde es schaffen.“ Mit solchen Aussagen ist beabsichtigt, Minderwertigkeitsgefühle zu verringern, die eigenen Fähigkeiten zu stärken und irrationalen Überzeugungen entgegenzuwirken.

Das Kontern mit derartigen Aussagen erfolgt in drei Stufen. Zuerst bereiten die Klienten sich auf die bevorstehende Aufgabe vor. Dann reden sie sich selbst gut zu. Und schließlich bekräftigen und verstärken sie sich selbst. Berufssportler sind die stärksten Verfechter dieser Taktik. Sie berichten darüber, wie sie sich mental auf das Spiel oder den Wettkampf vorbereiten, indem sie sich selbst gut zureden, im Geiste den Erfolg visualisieren und sich das Ergebnis vorstellen und darüber freuen.

Das erfordert Übung. Es kann sein, dass Klienten das Durchführen solcher Aufgaben während der Sitzung visualisieren und im Psychodrama durchspielen müssen. Dann können sie es zu Hause und in ihrer Freizeit üben. Es kann sein, dass sie sich selbst wiederholt kontern müssen, ehe sie bereit sind, es tatsächlich zu glauben. Wie wir es schon in den Richtlinien in Kapitel 1 „Die Kraft des Glaubens“ festgestellt haben.

Ein Beispiel für die Selbstgespräche zur Vorbereitung zum Erfolg bietet eine Frau, die sicher war, dass sie die Prüfungen im höheren Fachsemester nicht bestehen konnte. In dieser Geisteshaltung wiederholte sie zu sich selbst in recht harten Ausdrücken, dass sie bis hierher durch „Glück“ gelangt war, dass es entweder ein Versehen oder „Gnade“ war, dass sie so weit kommen konnte. Diese Einstellung beeinflusste sie negativ, besonders wenn es ums Lernen ging. Statt sich auf die Literatur zu konzentrieren, war sie von der Idee ihres Versagens besessen. Dies verstärkte nur ihre Sorgen, was das Lernen umso schwieriger machte. Natürlich fiel sie bei der ersten Prüfung durch und bestand die zweite nur knapp. (Und dass sie es schaffte, war natürlich „reines Glück“). Selbstgespräche zur Vorbereitung zum Erfolg wurden mit Entspannungsübungen verknüpft und beides wurde intensiv geübt, sowohl beim Therapeuten wie auch zu Hause. Selbstgespräche wurden verändert von „Ich kann dies hier nicht lesen“ zu „“Natürlich kann ich das lesen, ich muss mich nur entspannen.“ Statt sich selbst zu sagen, dass sie bei jeder Prüfung versagen würde, sagte sie sich jetzt „Ich bin zwar nervös aber nicht unfähig. Ich werde leicht eine „3“ schaffen.“ Nach der Prüfung ging sie hinaus, wobei sie sich sagte, „Ich habe es geschafft, nicht großartig, aber gut genug.“ Am Ende des ersten Universitätsjahres war sie überall glatt „3“. Jetzt fing sie bald danach an, sich die Erlaubnis zu „2“en zu geben, die sie dann auch bekam. Während der Prüfung änderte sie ihre Selbstgespräche von „Das kann ich nicht; ach du liebe Zeit, ich habe alles vergessen“ in „Was man mich auch fragen wird, ich werde wenigstens gut genug antworten um durchzukommen.“ In verhältnismäßig kurzer Zeit änderte sich das auch in „Ich weiß, dass ich es kann.“

Ein neues Etikett

Mosak und Shulman (1974) bieten auf diesem Gebiet mehrere Taktiken an. Sie schreiben davon, dass man „das Mysteriöse aufklärt, so dass sich der Klient weniger krank fühlt," „ das *Anormale* als *normal* bezeichnet" und dem Klienten „ein umweltbezogenes menschlich-mitfühlendes Etikett für das gibt, was er vermeiden möchte." In früheren Zeiten, als man noch an Dämonen glaubte, hing die Therapie davon ab, dass man den Dämon identifizierte, damit ein Engel mit einer Gegenkraft zur Heilung herangezogen werden konnte (Mosak & Phillips, 1980). Viele Therapeuten halten es auch heute noch für nötig, den Dämon zu benennen. Die verschiedenen DSM legen Zeugnis von dieser Notwendigkeit ab. Allgemein gesagt, beruht diese Art von Taktiken darauf, ein Negativ in ein Positiv zu verwandeln. Wer eine Abneigung gegen viele Speisen hat, kann als „wählerisch" bezeichnet werden oder auch als „Feinschmecker". Bei jemandem, der sich selbst immer mit Schuldgefühlen quält, kann auf seine hohen moralischen Maßstäbe hingewiesen werden oder auf seine bewundernswerte Fähigkeit, zwischen Recht und Unrecht zu unterscheiden. McMullin stellt eine Liste zwanzig solcher Eigenschaften auf und nennt statt ihrer, positiv zu verwendende Etikette. Der Leitartikler Sidney J. Harris benutzt häufig feine semantische Unterschiede z.B. „Ich bin entschlossen; du bist rigide."

Ähnlich wie bei der „Tastendruck-Taktik" können Bilder, die Klienten selbst erzeugen und etikettieren auf ihr Gefühlsleben eine starke Wirkung haben. Indem sie das Etikett, d.h. einige entscheidende Schlüsselwörter ändern, können Klienten ihre Einstellungen und ihre Gefühle ändern. Es ist angenehmer, wenn man sich als „hilfsbereit" sieht statt als „aufdringlich". Der Unterschied, der durch eine solche Umstellung erreicht wird, macht sich im Umgang mit anderen bemerkbar.

Es ist eine Taktik des Konterns, wenn man Klienten dazu ermutigt, sich selbst zu „erwischen" und sie dann veranlasst, entscheidende Wörter oder Ausdrücke zu ändern. Ein Klient, der sich für einen „Schlappschwanz" hält, weil er bei traurigen Filmen emotional wird, kann dazu veranlasst werden, sich als jemanden zu sehen, der „ein empfindsamer, mitfühlender Mensch" ist. Ein anderer, der Streit vermeidet und in Konfrontationen ausgleichend wirkt, könnte gesagt bekommen, dass er sich nicht als „Feigling" sondern als „selbstsicheren Friedensstifter" sehen soll. Wie schon Jesus in der Bergpredigt (Matth. 5:3 - 12) verkündet hatte, haben Friedensstifter in dieser Welt eine große Zukunft.

Nützliche gegen nutzlose Überzeugungen austauschen

Aus einer teleologisch-phänomenologischen Perspektive streben Menschen nach subjektiv festgelegten Zielen. Menschen, die gleiche Ziele verfolgen z.B. glücklich sein, steuern diese auf verschiedenen Wegen und mit unterschiedlichen Methoden an. Für einen Menschen mag glücklich sein bedeuten, dass er etwas Bestimmtes essen kann, z.B. Schokolade. Bei anderer Gelegenheit gehört es zum Glück, im Sommer am Strande in einen besonders gestylten Badeanzug hineinzupassen. Wenn diese beiden Wege zum Glück für die gleiche Person gelten, muss sie bei der einen oder in beiden Überzeugungen gewisse Kompromisse machen. Entweder muss man weniger Schokolade essen oder eine andere Art von Badeanzug anziehen oder eine Kombination von beidem. Eine Überzeugung, die Unglücklichsein erzeugen könnte, wäre: „Ich kann so viel Schokolade essen, wie ich mag und doch noch in den kleinsten Bikini am ganzen Strand hineinpassen."

Von einem mehr klinischen Standpunkt aus findet sich bei jedem das Streben nach Glanzleistungen als ein Ziel. Probleme ergeben sich dann, wenn dieses Ziel begleitet wird von der Überzeugung „Ich muss auf allen Gebieten Glanzleistungen vollbringen." Der Beste auf einem Gebiet zu sein ist eines; der Beste auf allen Gebieten zu sein, ist etwas ganz anderes. Eine nützlichere Überzeugung, die mit dem gleichen Ziel verbunden werden könnte, wäre: „Ich kann nicht alles im Leben 100%ig machen.

Sonst bin ich schnell ausgebrannt. Wenn ich der Beste auf allen Gebieten sein will, verschwende ich nur kostbare Zeit und Mühe für Dinge, die im Grunde eine geringere Bedeutung für mich haben. Die meisten Dinge werde ich deshalb langsam angehen lassen und so meine Bemühungen darauf konzentrieren, was mir am wichtigsten ist."

Das Wesentliche bei dieser Taktik des Konterns ist nicht, das Ziel *per se* zu verändern, sondern nur eine nützlichere pragmatische Überzeugung auf dem Weg dorthin, einzusetzen. Ein klinisches Beispiel wird diese Taktik erläutern.

Eine Frau war in einer Gruppentherapie. Eines ihrer Ziele war, sicher zu sein. Aus ihrer Geschichte war bekannt, dass sie missbraucht worden war und schon sehr früh gelernt hatte, misstrauisch zu sein, besonders Männern gegenüber. Gemäß dieser Logik hatte sie sich ihre Überzeugung davon gebildet, wie sie am besten Sicherheit erreichen könnte. „Es ist unvermeidlich, von Männer verletzt zu werden. Daher muss ich sie zurückweisen, ehe sie mich zurückweisen." Durch ihr Verhalten geriet sie immer wieder in das komplizierte Spiel „Rapo" (Berne, 1964). „Rapo" ist ein Ausdruck aus der Transaktionsanalyse, bei dem es im Prinzip darum geht, dass jemand zuerst einen anderen als Fisch „ködert" und ihn dann „einholt". Sobald der andere dann „angebissen" hat oder dicht davor ist, weist der Spieler den anderen zurück, er „schneidet die Schnur" gewissermaßen ab. Diese Klientin spielt oft dieses Spiel und „ich muss sie zurückweisen, ehe sich mich zurückweisen" war ihr Motto. Ironischerweise wurde aus diesem Spiel ernst, als sie jemanden neckte und verletzte, der sie dann seinerseits verletzte, nur wesentlich schlimmer. Sie schaffte es also, genau das zu erreichen, was sie so verzweifelt vermeiden wollte. Der Versuch, nicht verletzt zu werden, verletzte sie. Eine nützlichere Überzeugung, das Ziel der Sicherheit zu erreichen, bestand aus Folgendem: „Ich werde mich auf andere einlassen. Das ist im Leben normal. Ich werde weiterhin sicher sein, wenn ich mich *langsam* einlasse, emotional eine gewisse Distanz wahre, die Beziehung sorgfältig aufbaue und mir Zeit lasse." Dieser

Satz wurde ständig wiederholt und oft geübt. Solche Situationen wurden in allen Einzelheiten geprobt.

Die Ziele, die Klienten sich setzen, sind aus ihrer privaten Logik betrachtet, logisch. Die Probleme entstehen bei der Anwendung der Methoden, um diese zu erreichen. Es kommt darauf an, die Klienten zu fragen, ob ihre besonderen Überzeugungen bei ihrem Bemühen hilfreich oder hinderlich sein werden, sie zu überprüfen und praktischere Methoden an ihre Stelle zu setzen. „Wenn es Ihr Ziel ist, beliebt zu sein, welches sind nützlichere Methoden, um das zu erreichen?“

Manchmal sind jedoch die Ziele selbst unerreichbar, aber der Klient hält an der dazugehörigen Überzeugung fest. Wir brauchen nur noch einmal an die Frau mit dem Sauberkeitszwang zu denken, die morgens um fünf die Decke ihres Zimmers wäscht, weil vielleicht jemand am nächsten Tage zu Besuch kommen wird. Wir können das auf folgende Weise kontern: „Sie können sich noch so sehr mühen, Ihre Arbeit zu erledigen und Ihr Haus zu putzen, an dem Tag nach Ihrem Tod wird bestimmt etwas unerledigt sein. Wer zu einem Kondolenzbesuch kommt, wird bestimmt irgendwo Staub herumfliegen sehen. Die Frage ist folglich nicht, *ob* etwas unerledigt bleibt, sondern *was* unerledigt bleibt. Jetzt können Sie selbst wählen, was Sie bis morgen unerledigt lassen wollen und können sich heute etwas ausruhen.“

Erfolge in der Vergangenheit

Diese Taktik ähnelt der Ermutigungstaktik „Lektionen aus der Vergangenheit nutzen“. Wenn sie zur Ermutigung benutzt wird, weist die Taktik auf Erfolge hin, die der Klient in der Vergangenheit gehabt hat und betont, mit wie vielen Schwierigkeiten sie erreicht wurden. Dadurch gewinnt man eine andere Perspektive. Als eine Taktik des Konterns ist die Anwendung spezifischer.

Klienten beklagen sich oft darüber, dass sie etwas nicht tun können. Diese Ansicht mag stimmen oder nicht, sie glauben es aber. Gemäß der sich selbst erfüllenden Prophezeiungen (Merton,

1948) schaffen die Klienten sich Situationen, durch die ihre Erwartungen bestätigt werden. Man bittet die Klienten, sich an einen ähnlichen Fall zu erinnern, bei dem sie die Aufgabe, die sie jetzt meinen nicht erfüllen zu können, erfüllt haben. Dann sollen sie sich an eine ähnliche Erfahrung erinnern, wo sie die Aufgabe nicht erfüllen konnten. Wenn man die beiden vergleicht, wird man Unterschiede feststellen. Normalerweise gibt es eine Reihe von Annahmen oder Selbstgesprächen, die man aus beiden Fällen isolieren kann. Der Klient kann dann aufgefordert werden, den effektiveren Dialog aus dem Erfolgserlebnis statt des negativen, sinnlosen Dialoges aus dem „Versagen“ zu verwenden.

So besprach ein Klient seine Unfähigkeit, mit „Autoritätspersonen“ umzugehen, wie z.B. seinem Vater oder seinem Chef. Er erzählte von einem Vorfall bei dem sein Chef, mit dem er bei seiner Arbeit selten direkt zu tun hatte, ihn in sein Büro rief und ihm persönlich eine Aufgabe übertrug. Der Klient wurde so angespannt und ängstlich, dass er nicht sorgfältig auf einige Anweisungen achtete und den Auftrag schließlich „verpatzte“. Der Therapeut forderte ihn auf, sich an einen Fall zu erinnern, wo er es mit einer Autoritätsperson zu tun hatte ohne ängstlich zu werden. Der Klient erzählte, wie er einmal seinen Chef zufällig während einer Pause auf dem Flur traf, wobei beide gut miteinander auskamen.

Beide Situationen wurden im einzelnen untersucht. Bei der ersten angstbelasteten Begegnung gelang es dem Klienten sein Selbstgespräch zu identifizieren. „Ach du liebe Zeit. Er will was von mir. Ich weiß, was passieren wird. Es wird schief gehen und ich werde dumm dastehen.“ Was er glaubte, gehörte zu seinen Grundüberzeugungen: „Ich bin okay, solange man nicht zu viel von mir erwartet. Lasst mich in Ruhe und mir geht es gut.“ Seine Erfolgserlebnisse hatte dieser Klient als Wachtmann in der Spätschicht in einem großen Bürogebäude. Es war die erfolgreichste Arbeitsstelle, die er je hatte. Das zweite von ihm erzählte Szenario, wo er den Chef in der Pause traf, enthielt dieses Selbstgespräch: „Wir stehen auf gleicher Stufe. Er denkt ich bin in Ordnung und erwartet nicht, dass ich etwas tue.“ Die zweite Gesprächsreihe wurde mit einigen Veränderungen an die Stelle der ersten gesetzt. „Wir stehen auf gleicher Stufe. Er will von mir etwas getan haben, aber er mag mich, ob ich es tue oder nicht.“ Das funktionierte. Mit dieser Aussage fühlte er sich entspannt genug für den Kontakt mit dem Chef und für die Aufmerksamkeit bei den erteilten Anweisungen. Er wurde der Situation wiederholt ausgesetzt, übte mehrmals und war dann in der Lage die negativen Überzeugungen durch die positiven, die er aus seinen Erlebnissen und Erfahrungen bezog, zu kontern.

Diese Methode kann noch verbessert werden, wenn sie in Verbindung mit „Bildern“ benutzt wird. Während des Zweiten Weltkrieges erzählte ein Kopaniekamerad HM von einer Methode, wie man Angst beladene Situationen mit vorgesetzten Offizieren vermeidet. „Du brauchst nur für einen Augenblick deine Augen zu schließen, wenn du vor einem Hauptmann stramm stehst und ihn dir in langen Unterhosen mit offenem Hosenstall vorzustellen. Du musst dich dabei allerdings davor hüten zu laut zu lachen.“

Anders als bei der „als ob“ Taktik bittet man Klienten bei dieser besonderen Taktik, ihre eigenen Erfahrungen und - wo immer möglich - die Selbstgespräche aus diesen Erfahrungen zu verwenden. Wenn man „als ob“ handelt, bastelt man an dem Verhalten eines anderen herum, während Aussagen, die auf den Erfolg vorbereiten, gewöhnlich allgemein und unpersönlich sind, die der Klient nach den Anweisungen des Therapeuten aufnimmt. „Erfolge aus der Vergangenheit“ nutzt Erfolgserfahrungen des Klienten aus erster Hand. Wenn es dem Klienten nicht gelingt oder wenn er nicht bereit ist, eine positive Erfahrung zu nennen, um die negative zu kontern, kann der Therapeut auf die anderen beiden Methoden zurückgreifen.

16

Taktiken der logischen Analyse

Psychotherapeuten haben schon lange erkannt, dass eine Änderung beim Klienten nur erzeugt wird, wenn man zuerst den Klienten versteht, ihm zum Selbstverständnis verhilft und schließlich daran arbeitet, gewisse Einstellungen, Überzeugungen und Verhaltensweisen zu verändern. Adler (1956), Beck (1975), Berne (1972), Dreikurs (1967a, 1973), Ellis und Harper (1975), Frankl (1985), Mahoney (1980), Rokeach (1964) und viele andere haben verschiedene Methoden zur Veränderung der Überzeugungen von Menschen untersucht und dargestellt. Allen diesen Theoretikern und Therapeuten ist die Überzeugung gemeinsam, dass, wenn man die Wahrnehmungen, das Denken und die Überzeugungen der Klienten untersucht, eine nützliche und sinnvolle Veränderung des Verhaltens eintreten kann.

Logische Analyse ist eine mühsame und zeitaufwendige Form an den Glaubensüberzeugungen der Klienten zu arbeiten. Wenn sie aber vernünftig durchgeführt wird, kann sie sehr produktiv sein. Adler (1956) war der Ansicht, dass der Klient sich eine allzu persönliche Sicht der Herausforderungen des Lebens angewöhnt hat. Bei der Fortsetzung von Adlers Arbeit hat Dreikurs festgestellt, dass Menschen, die bei der Suche nach einem Platz unter den Mitmenschen entmutigt wurden, Ziele anstreben, die das Gefühl der Nicht-Zugehörigkeit kompensieren. Beck (1976) sowie Ellis und Harper (1975) haben genau dargelegt, wie automatische, irrationale Gedanken oft vernünftiges, logisches Denken beeinträchtigen. Frankl (1963) spricht von der Bedeutung, die Klienten dem Leben und den Ereignissen geben, Bedeutungen, die oft mehr Schwierigkeiten bereiten, als sie es wert sind. Berne (1964) spricht von Spielen und Skripten, die notwendigerweise am Ende zu einem Verlust führen, aber die Menschen nehmen sich nicht die Zeit, die Implikationen ihrer Einstellungen und der von ihnen getroffenen Auswahl zu durchdenken. Gushurst (1978), Mahoney (1980) und Mosak (1978) sprechen von Scheinwelten, die von manchen Menschen einfach als echt vorausgesetzt werden, selbst wenn überzeugende Beweise des Gegenteils vorliegen.

Alle diese Theoretiker haben den Finger auf ähnliche Prinzipien und Abläufe gelegt. Die Skripten, Lebensstile und Überzeugungen dieser Menschen stimmen nicht überein mit der allgemein vertretenen Weltsicht und daher ist es nur zu wahrscheinlich, dass Schwierigkeiten auftreten. Die Taktiken der logischen Analyse haben eins gemeinsam - der Kliniker stellt sich in die persönliche Überzeugungswelt des Klienten und arbeitet daran, die unlogischen irrationalen und fehlerhaften Überzeugungen einer genauen Untersuchung zu unterziehen und läßt den Klienten diese Überzeugungen im Lichte vernünftiger allgemein akzeptierter Interpretationen überprüfen.

Konzentration auf die Überzeugungen

Oft äußern sich Klienten in vagen, ungenauen Ausdrücken. Da sie sich nicht klar äußern und damit sich nicht dessen bewusst werden, was mit ihnen geschieht, stoßen sie auf Schwierigkeiten, logisch darüber nachzudenken. „Ich habe Angst“ ist ein Ausdruck, den man oft von Kindern hört. Es ist fast unvermeidlich, dass Eltern sofort ein wichtiges Wort anfügen - „Wovor?“ Diese Frage kann Wunder bewirken, indem sie die Situation zunächst klarstellt und schließlich korrigiert. Sobald Eltern wissen, wovor das Kind Angst hat, können geeignete Maßnahmen ergriffen werden.

Fast das gleiche kann sich auch in der Psychotherapie ereignen, aber da der Klient normalerweise kognitiv und emotional (oder wenigstens sprachlich) auf einer anderen Stufe steht, kann der Prozess noch genauer und strenger ablaufen. „Ich bin ärgerlich" ist zwar ausdrucksvoll, aber man kann damit zunächst nur mitfühlend und nachdenklich umgehen. „Worüber sind Sie ärgerlich?" oder „Über wen ärgern Sie sich?" öffnet die Tür zu weiteren Untersuchungen. Daraus kann dann werden: „Ich bin über meinen Mann ärgerlich" oder „Ich bin ärgerlich, weil ich keine Gehaltserhöhung bekomme." Auch folgende Überlegung mag zu einer Klarstellung für den Klienten führen: Wenn jemand sagt: „Ich bin ärgerlich", so sagt er oder sie eigentlich: „Da ist etwas an diesem Menschen oder dieser Situation, was ich gern ändern würde." An dieser Stelle könnte man auf das „Gelassenheits-Gebet" des Franz von Assisi bzw. der Anonymen Alkoholiker hinweisen.

Wenn erst einmal das Gefühl oder die Einstellung klar ist, können der Therapeut und der Klient sich auf die Überzeugungen konzentrieren. Wenn man klargestellt hat „ich bin verärgert, weil ich es nicht so gut gemacht habe, wie ich sollte", kann zu der tiefer liegenden Überzeugung führen, die eigentlich unbewusst ausgesprochen wird: „Ich sollte vollkommen sein oder wenigstens besser als andere." Wenn dies wirklich die tiefer liegende Behauptung ist, wäre es angebracht, daran zu arbeiten.

Horney (1950) war die erste, die solche Überzeugungen beschrieb, die zu Angstzuständen führen und den normalen Lebenslauf stören. Sie nannte sie die „Tyrannei des *sollte*." Ellis und Harper (1975) und die Schule der rational-emotionalen Therapie haben ein ganzes Analysesystem gerade solcher Ansprüche konstruiert. Einige „neurotische Ansprüche", wie Karin Horney sie nennt, sind folgende:

1. Aussage: „Keiner hört mir jemals zu."
   Mögliche tiefergehende Überzeugung: „Ich sollte beachtet werden. Es ist eine Katastrophe, dass man mir nicht zuhört."

2. Aussage: „Ich kann Fehler nicht leiden."
   Mögliche tiefergehende Überzeugung: „Alles (oder ich) sollte vollkommen sein."
3. Aussage: „Ich kann nicht tanzen."
   Mögliche tiefergehende Überzeugung: „Ich habe zwei linke Füße." „Ich werde nur tun, was passend ist." „Ich schäme mich meines Körpers."
4. Aussage: „Ich fürchte mich davor."
   Mögliche tiefergehende Überzeugung: „Ich mag das nicht tun, daher jage ich mir selbst Angst ein." „Wenn ich etwas nicht unter Kontrolle habe, sollte ich es besser meiden."

Wenn Klienten erst lernen, ihre Erlebnisse und Erfahrungen klar auszudrücken, kann man ihnen oft beibringen, ihre Überzeugungen selbst zu analysieren. Es ist nur ein kleiner Schritt von „Ich bin beunruhigt, weil ich denke, dass ich das nicht kann." bis „Ich glaube da habe ich wieder dieses Minderwertigkeitsgefühl."

Am häufigsten spielt sich der Prozess in der Weise ab, dass zunächst die Emotion durch Introspektion oder die Beobachtung psychologischer Schlüsselbegriffe identifiziert wird, dann findet die Emotion ihren Ausdruck und wird geklärt, bis man sich dann auf die Überzeugungen konzentriert (Gendlin, 1981). „Aha, da knirsche ich schon wieder mit den Zähnen und mein Magen tut mir schrecklich weh. Worüber bin ich jetzt so verärgert? Er will, dass ich mehr arbeite. Beim ersten Mal war es noch nicht richtig. Jetzt habe ich mich wieder dabei erwischt, dass ich glaube, ich könne alles schon beim ersten Versuch richtig machen. Diese Überzeugung hat mir schon früher Ärger bereitet."

Begriffsklärung

McMullin (1986) hat eine Form dieser Taktik vorgestellt, aber ihre Wurzeln gehen auf Theoretiker wie Adler (1956) und Horney (1950) zurück. Beck (1976) hat darüber geschrieben, dass man auf zu starke Verallgemeinerungen und Entstellungen der Logik achten solle und Mosak (1995) schrieb über ähnliche Themen, die aus Lebensstilanalysen stammen.

Wenn man eine scheinbar einfache Aussage wie „Männer sollten nicht emotional sein", nach ihrer genauen Bedeutung im einzelnen analysiert, kann man zeigen, dass sie ganz unlogisch und eigentlich völlig sinnlos ist. Mosak (1987b) hat bei religiös eingestellten männlichen Klienten mit der Aussage „Jesus weinte" (Joh. 11:35) gekontert. Man kann Klienten bitten, jedes Wort genau zu definieren. Was macht jemanden zu einem „Mann"? Das Alter, die Reife (schon wieder müsste man ein Wort definieren), die Pubertät, der Arbeitsplatz, eine Frau, die Anatomie? Wie ist das bei dem Wort „sollten nicht"? Bedeutet es, dass man etwas tut aber eigentlich nicht sollte? Oder dass man es tatsächlich nicht tut? Oder bedeutet es, dass man es wohl tut, aber nicht öffentlich zeigen sollte? Wie ist es mit dem „sein"? Kann ein Mann Emotionen spielen, aber nicht emotional *sein*? Was ist „emotional"? Schreien, lachen, weinen, lieben? Sollten Männer sich wie Roboter oder Computer verhalten und fühlen?

Nachdem jedes Wort definiert wurde, kann das Ganze etwa wie folgt, zusammengefasst werden: „Ein Mann, jemand über 18 Jahre mit einem Penis, sollte nicht mehr als dreimaliges Lachen, einen Seufzer, Traurigkeit von jeder Art nicht länger als 40 Minuten zur Schau stellen oder fühlen, anders wäre es gemäß den Maßstäben der Mehrzahl der männlichen Bevölkerung dieses Landes, die zwischen 1888 und 1960 geboren wurden, falsch." Klingt lächerlich, nicht wahr? Das ist selbstverständlich der Sinn dieser Taktik. Man kann den Klienten zeigen, bis zu welchem Grade sie sich selbst, durch offensichtlich willkürliche Unterscheidungen, in Fesseln schlagen. Wenn sie sich nur einmal genug Zeit nähmen, sich ihre Überzeugungen anzusehen, wären sie von den Schlussfolgerungen entsetzt.

Wenn der Prozess erstmals klar definiert wurde, kann man leicht Erwartungen und Widersprüche entdecken - sogar in den erweiterten, detaillierten Versionen der „Regeln". „Wenn also Ihre Mutter morgen ganz unerwartet stirbt, würden Sie keine Träne vergießen? Würden Sie nicht einmal 20 Minuten lang - wenn überhaupt -, betrübt sein?" „Wie wäre das mit jemandem, der noch nicht ganz 18 ist, sagen wir mal 17 Jahre und 10 Monate? Darf der weinen?" „Wie wäre das, wenn Ihre Frau Ihnen sagte, sie würde Sie verlassen, wenn Sie ihr gegenüber nicht mehr Gefühle zeigten?" „Wenn Ihnen jemand eine Million Mark jedes Jahr für den Rest Ihres Lebens böte, unter der Voraussetzung dass Sie einmal im Monat weinen? Würden Sie das tun?" Und so weiter.

Es ist mehr als nur eine theoretische Übung, und die Klienten könnten daran bei jedem Schritt auf dem Wege erinnert werden. Ihre Gedanken werden überprüft. Man bringt den Klienten in leichter Weise dazu, seine grundlegenden Annahmen über sich in kritischer und nicht nur in oberflächlicher Weise zu analysieren und in Frage zu stellen. Sie bekommen dadurch die Gelegenheit, diese Annahmen zu ändern und nicht nur blind tagein tagaus zu befolgen.

Taktik des Distanzierens

Beck (1976) und Berne (1972) bieten die deutlichsten Beispiele für diese Taktik. In mancher Beziehung ähnelt sie stark einigen der Taktiken „Mit den Augen anderer sehen" und den Humortaktiken. Berne (1972) benutzt in seinem Buch *What Do You Say After You Say Hallo?* den Begriff des Marsmenschen. Er bittet seine Leser, sich vorzustellen, dass sie von einem anderen Planeten kommen und wenig oder gar nichts vom Leben auf der Erde verstehen und wissen. Was würde ein Marsmensch von dieser Situation oder Begegnung halten? Da Marsmenschen kaum etwas davon wissen, wie Menschen interagieren oder denken, muss man ihnen auch das sorgfältig erklären, was für Menschen selbstverständlich ist.

Diese Taktik unterscheidet sich von der „mit anderen Augen sehen" dadurch, dass nicht nur eine andere Perspektive eingenommen wird, sondern was normalerweise vorausgesetzt wird, muss jetzt noch erklärt und beachtet werden. Was normalerweise übersehen wird, weil man nicht darauf achtet, muss jetzt gerechtfertigt und überprüft werden. Ein Beispiel soll den Vorgang erläutern.

Ein Frau in den frühen Vierzigern bat um Rat für ihren Umgang mit ihrem Sohn im Teenageralter. Sie und ihr Mann hatten schon seit Monaten mit ihm Schwierigkeiten. Sehr geschickt schilderte sie die Szenen aus ihrer Perspektive, wobei alle dramatischen Seufzer und Ausrufe der Verzweiflung miteinflossen. Sie wurde gebeten, die Geschichte aus der Perspektive eines Marsmenschen zu erzählen. Zwar zögerte sie anfangs etwas, aber nach einiger Übung erwärmte sie sich an der Aufgabe. Die Geschichte lief etwa so:

Am Samstag Morgen. Die drei Erdlinge stehen auf, verrichten merkwürdige Rituale in einem komischen Raum, in dem es Wasser gibt. Dann setzen sie sich unten um einen Tisch in einem Zimmer mit merkwürdigen Maschinen. Es scheint, dass der ältere Männliche und der jüngere Männliche in einer Art Wettstreit um die Aufmerksamkeit der weiblichen Person stehen. Sie wendet sich mal dem einen, mal dem anderen zu und stellt sich schließlich auf die Seite des Schwächeren von den beiden, dem Kleineren. Wenn das passiert, zieht sich der Ältere zurück und isoliert sich, da er offensichtlich verstört ist und mehr Aufmerksamkeit braucht. Dann wendet sie sich ihm zu....

Diese Taktik des Distanzierens erlaubt ihr, einige der in der Familie stattfindenden Transaktionen zu beobachten. Trotz des Ernstes der Situation merkte sie, dass sie während des ganzen Prozesses unbändig lachen musste. Ihre Marsperspektive ermöglichte ihr noch eine andere interessante Einsicht. „Der Kleinere bezahlt für seinen Lebensunterhalt in anderer Weise als die beiden anderen. Der große Mann geht jeden Tag weg. Was auch immer er macht und wohin auch immer er geht, dies ist sein Anteil an der Familienlast. Die Frau sorgt für den Haushalt und das Essen. Der kleiner Männliche lässt zu, dass er vom großen

Männlichen misshandelt wird (und gelegentlich auch von der Frau). Als Ausgleich arbeitet er weniger und erhält die gleichen, wenn nicht größere Vorteile als die anderen." Es gelang ihr, diese Art der Distanzierung zu nutzen um auch mit einer Anzahl anderer Probleme fertig zu werden. Für diese besondere Klientin hat es sich als sehr vorteilhaft erwiesen, um einige unausgesprochene Prozesse zu erkennen und zu untersuchen.

Auf der kognitiven Ebene fordert diese Taktik - ebenso wie die „Begriffsklärung" - die Klienten auf, über normalerweise selbstverständliche Dinge nachzudenken und sie zu erklären. Obgleich es von Seiten des Therapeuten etwas Nachhilfe braucht, kann diese Taktik vieles aufdecken.

Beck (1976) bittet die Klienten einen Unterschied zwischen dem, was sie wissen und dem, was sie glauben zu machen. Allein schon dieser Prozess liefert gute Ergebnisse, da er den Klienten erlaubt einen Schritt zurückzutreten und die Gültigkeit und Beweiskraft ihrer Annahmen in Frage zu stellen. Er berichtet z.B. von einer Frau, die unter chronischen Angstzuständen litt. Wenn sie etwas sah, nahm sie sofort das Schlimmste an. Wenn sie mit dem Wagen nach Hause fuhr und Rauch und Feuerwehrautos sah, dachte sie sofort bei sich selbst „Mein Haus brennt". Sie wurde dazu ermutigt, statt dessen zu denken „Ich denke es könnte mein Haus sein, aber es braucht es nicht." Ihre Angstzustände begannen abzuklingen.

Zusammenhänge sehen

Viele Klienten vervielfachen die Probleme, die sie haben. Wenn man sie einzeln bearbeitete, würde die Therapie endlos dauern. In dem Film *The Case of Bill* (Mosak, 1979) erklärt der Klient im Erstinterview, dass er „eine Million Probleme hat". Das allein ist schon die Aufforderung zu einer ausgedehnten Therapie. Der Therapeut widerspricht: „Nein, Sie haben nur ein Problem mit einer Million Variationen." Jetzt ist die Therapie schon ein wenig leichter zu handhaben.

Klienten sehen oft nicht den Zusammenhang zwischen Ereignissen und Ergebnissen. Noch kennzeichnender ist es, dass die Klienten meist nicht den Zusammenhang zwischen ihren Prozessen (Überzeugungen, Einstellungen, Verhalten und Gefühlen) und den Prozessen in ihrem sozialen Umfeld erkennen. McMullin (1986) gibt ein auf Oberbegriffe zielendes abstraktes Beispiel für eine Taktik, die er „Hypothesen bilden“ nennt (S.243).

Wovor fürchtet sich Alfred?

Die Tatsachen: *Er fürchtet sich vor dem Cockerspaniel.*
Er fürchtet sich nicht vor Fischen.
Er fürchtet sich vor Kaninchen.
Alfred fürchtet sich vor Hunden.
Er fürchtet sich nicht vor Wellensittichen.
Alfred fürchtet sich nicht vor Küchenschaben.
Er fürchtet sich vor Mutters Nerzmantel.
Er fürchtet sich nicht vor Vaters Lederweste.
Er fürchtet sich vor Bären.

Man bittet dann den Klienten aus diesem Beweismaterial die Schlussfolgerung zu ziehen, wovor Alfred sich fürchtet. Die Antwort lautet: Fell. Manche Klienten bilden sich ein, dass sie sich vor Hunden, Kaninchen, Nerzmänteln und Bären fürchten und fühlen sich dann hilflos und von Furcht überwältigt, wenn sie in Wirklichkeit sich nur vor Fell fürchten. Sie müssen jetzt nicht notwendigerweise induktiv zu denken gelernt haben, sie haben aber angefangen, in Begriffen von „Gestalt“ zu denken, d.h. sie suchen jetzt nach Mustern und wiederkehrenden Themen. So können sie damit anfangen, ihr Leben in den Griff zu bekommen und die Zusammenhänge zu sehen. Auch ist es leichter, sich mit einer Gruppe von Einstellungen zu befassen, die mehrere Facetten hat (wie in diesem Beispiel Fell und Dinge, die mit Fell zu tun haben) als mit einer Einzelfacette nach der anderen.

In einer mehr klinisch anwendbaren und erkennbaren Weise können einem Klienten etwa folgende Probleme Sorgen bereiten:

Bei der Arbeit komme ich mit den Menschen nicht gut aus.
Meine Frau und ich sind distanziert.
Ich vertrage mich gut mit den Kindern.
Ich habe eine starke Abneigung gegen Puzzle und Denksport.
Am Beischlaf oder sexuellen Vorspiel habe ich nur Spaß, wenn ich den Anstoß dazu gebe.

Der Zusammenhang könnte sein, dass er nur zurechkommt, wenn er meint, dass er die Kontrolle behält. Seine Frau und seine Kollegen kann er nicht kontrollieren, wohl aber seine Kinder. Sexuell ist er nur zufrieden, wenn er das Sagen hat.

Durch eine logische Analyse kann der Zusammenhang hergestellt werden, wodurch eine vorher lange Liste erträglich handhabbar wird. Der Klient wird dadurch fähig, seine Symptome zu bündeln und ihre Zahl zu reduzieren.

Den Überzeugungen auf der Spur

„Den Überzeugungen auf der Spur" sein, hat eine spezifische, analysierbare Bedeutung. Wenn die Klienten erstmals darin geübt sind, bestimmte Überzeugungen zu identifizieren, übt man sie darin, ihre Gedanken zu überprüfen und ihre Begriffe festzulegen. Mit der Distanzierung können die Klienten ihre übermäßige Beschäftigung mit ihren Problemen beobachten und dabei die Perspektive verlieren. Wenn sie einen Schritt zurücktreten, können sie klarer denken. Dann werden sie in der Lage sein (genauer: ihnen wird dabei geholfen werden), die Verbindung zwischen den verschiedenen Beschwerden zu sehen und auch die Rolle zu erkennen, die sie selbst spielen, um die Probleme beizubehalten und zu erzeugen. „Auf die Spur kommen" betrifft nicht nur das Erkennen der Verbindungen zwischen den Überzeugungen, sondern wie dieses ganze System an Überzeugungen die Klienten in ihren Aktionen und Interaktionen tagtäglich beeinträchtigt (Shulman & Mosak, 1988).

Berne (1972) hat darauf hingewiesen, dass es beträchtliche Mühe erfordert, um in die Situation zu geraten, dass man kein Benzin mehr hat. Er hat Recht. Man muss nur überlegen, was man alles tun, beziehungsweise nicht tun oder übersehen muss, um kein Benzin mehr zu haben. Er behauptet Leute zu kennen, die in ihrem ganzen Leben nie in diese Situation geraten sind. Er kennt auch andere, denen das regelmäßig passiert. Und darauf kommt es an. Ein altes ungarisches Sprichwort empfiehlt: „Wenn Dich jemand ein Pferd nennt, lache darüber. Wenn zwei Leute, Dich ein Pferd nennen, denke ernsthaft darüber nach. Wenn drei Leute Dich ein Pferd nennen, beeile Dich, einen Sattel zu besorgen." Mit anderen Worten, wenn ein Ereignis immer wieder auftritt, musst Du wahrscheinlich selbst es ursächlich veranlasst haben. *Unbewusst* richten Menschen es so ein, dass sie kein Benzin mehr haben - es ist nicht etwas, das ihnen geschieht. Man muss es so einrichten. Es erfordert Mühe, nicht auf die Anzeige zu schauen, die Fahrt so zu planen, dass zu große Entfernungen zwischen den Tankstellen liegen, an einer Tankstelle *nicht* anzuhalten, wenn die Anzeige fast auf Null ist. Einige der Grundüberzeugungen solcher Leute könnten sein: „Ich brauche Aufregung im Leben." „Ich gehe gern ein Risiko ein." „Die anderen müssen nach mir die Zeche zahlen." oder „Ich bin von den Verantwortungen des Lebens nicht betroffen. Für mich gelten die Regeln nicht. Außerdem verlasse ich mich auf die göttliche Vorsehung."

Dies sind nur einige der möglichen Beziehungen und Zusammenhänge, die aus einer Tatsache gezogen werden können - dass jemand regelmäßig oder immer wieder ohne Benzin dasteht. Wenn der Berater den Klienten dann einen typischen Tagesablauf schildern lässt, kann er möglicherweise die Auswirkungen dieser Überzeugungen durchgängig aufzeigen.

Ein Gegenbeispiel wäre der Mensch, der Kontrolle als Priorität hat, der zur Sicherheit zum Schluss Knoten in seine Schuhbänder macht, regelmäßig zu einer festgesetzten Zeit sein Frühstück einnimmt, genau weiß, was er anziehen wird, denn seine Kleidungsstücke sind sorgfältig in der benötigten Reihenfolge abgelegt, seine Auto- und Hausschlüssel am systematisch festgelegten Platz findet, damit alles reibungslos und höchst effizient abläuft, wenn er die Haustür schließt. Er hat auch seine Papiere in vollkommener.... Die Sache ist doch klar. Und dabei ist es noch nicht einmal morgens Viertel nach neun Uhr.

Das Gleiche kann auch mit Konstellationen und Überzeugungen gemacht werden, aus denen sich Lebensstile bilden (Mosak, 1971). Klienten sind oft maßlos erstaunt über die Konsistenz ihrer Verhaltensmuster. Eine logische Analyse solcher Muster öffnet die Türen zu einem Wandel durch eine Neubewertung der Ziele oder der Methoden zur Erreichung der Ziele.[1] Auch der Kontrollort verschiebt sich in dem Maße, wie der Klient die Rolle, die er bei der Erzeugung seiner Probleme spielt, wahrnimmt.

Die Ausweglosigkeit

Klienten können sich selbst in eine logisch ausweglose Situation manövrieren. Da gab es doch eine junge Frau, die sich mit Selbstmordgedanken beschäftigte. Jeden Morgen legte sie nach dem Aufstehen ein Schlachtermesser auf den Küchentisch und schaute das Messer den ganzen Morgen an, wobei sie ärgerlichen, niederdrückenden Gedanken nachhing. In einer Sitzung forderte sie den Therapeuten heraus, indem sie folgenden Dialog anfing:

Klientin: Okay, wenn ich das Messer nicht anschauen soll, was soll ich dann tun?

Therapeut: Ich kann Ihnen nicht sagen, was Sie tun sollen, aber es gibt doch viele Dinge, die Sie tun könnten.

Klientin: Was denn zum Beispiel?

Therapeut: Also, was machen Ihre Freunde an diesem Wochenende?

---

[1] Adler (1956) war der Ansicht, dass Neurosen ein unbewusstes „Arrangement des Denkens, Fühlens und Verhaltens (einschließlich der Symptome) sind, die dazu helfen, ein unbewusstes Ziel der Sicherheit zu erreichen." Greenberg (1966) hat diese Konzept in seinem bekannten Buch *How to Make Yourself Miserable* noch erweitert.

Klientin: Sie gehen alle in Colorado Ski fahren.
Therapeut: Sie könnten doch mitfahren.
Klientin: Ja, um mich bei der Abfahrt totzufahren?

17

Traumtaktiken

Seit Freud (1950) seine erste Arbeit über Trauminterpretationen veröffentlichte, haben Psychotherapeuten dies als ein wichtiges Werkzeug für ihre Arbeit angesehen. Freud betrachtete Träume als den „Königsweg zum Unbewussten". Durch sorgfältige Analyse und Interpretation könne der Analytiker verschiedene Aspekte der unbewussten Dynamik des Patienten verstehen. Seit Freuds Arbeit über Träume und den Prozess des Träumens haben viele Theoretiker alternative Ansichten über die Dynamik des Traumerlebens vorgestellt, vor allem Alfred Adler (1956), Kurt Adler (1969), Bonime (1962), Boss (1958), Dreikurs (1944/1967b), Fromm (1951), Gold (1981), Jung (1959) und Shulman (1969). Während Freud den Traum als eine Wunscherfüllung sah, verstanden z.B. Kurt Adler (1969) und French (1952) den Traum als ein Bemühen zur Problemlösung. Bei diesem Ansatz schauen Therapeuten nicht mehr in erster Linie in die Kindheit „zurück", sondern „vorwärts" in Richtung auf bevorstehende Ereignisse, für die der Patient eine Lösung zu finden versucht (Mosak, 1951). Für sie ist die Sprache des Traumes nicht verschleiert, um verbotene und unterdrückte Wünsche vor einem wachsamen und möglicherweise strafenden Superego (dem Zensor) zu verbergen. Die Traumsprache ist ein Ausdruck des für den Träumer typischen Gebrauchs von Symbolen, die eine allgemein feststehende Bedeutung haben können oder auch nicht (Fromm, 1951). Da keine Notwendigkeit der Kommunikation zu anderen besteht, ersetzt ein reichhaltiges metaphorisches Lexikon, das dem Träumer die besten Dienste zur Lösung von Problemen leistet, den Bedarf an grammatikalischen Feinheiten und traditionellen Konstruktionen. Der Traum ist eine knappe, kraftvolle Form der Kommunikation mit sich selbst. Ein anderer Zweck des Traumes besteht in der Erzeugung einer emotionalen Grundstimmung für den Tag des Träumers (Adler, 1956). Die während der Nacht und besonders kurz vor dem Erwachen erzeugten Gefühle begleiten den Träumer durch den Tag oder wenigstens in den ersten Stunden des Tages.

Als eine Taktik der Beratung und Psychotherapie können Träume in vielfältiger Weise genutzt werden. Man kann den inneren Dialog des Menschen anzapfen. Der persönliche Gebrauch von Symbolen kann verstanden und entziffert werden. Die besondere Art, wie der Mensch Probleme löst, kann beobachtet und behandelt werden und schließlich kann die voraussichtliche Reaktion des Klienten auf eine bevorstehende Herausforderung bewertet werden. Träume können einen Ansatz für ein Gespräch liefern, auch wenn sie nicht interpretiert werden - z.B. „Gibt es sonst noch etwas im Leben, das Sie fürchten?“

Anders als frühe Kindheitserinnerungen deuten Träume nicht immer auf Grundüberzeugungen des Klienten hin. Sie sind mehr auf die Situation bezogen und behandeln anstehende Probleme. Wiederholungsträume dagegen weisen auf eine Langzeitdynamik des Persönlichkeitsstils hin, da sie die wiederholten Versuche des Träumers darstellen, wachsam zu bleiben und sich mit offensichtlich wiederholten Herausforderungen auseinanderzusetzen. Es werden jetzt drei spezifische Taktiken beschrieben.

Sich an einen Traum erinnern

Ehe Psychotherapeuten Träume in ihrer klinischen Arbeit benutzen können, müssen die Klienten sie erzählen. Für klassische Analytiker war dies oft schwierig, denn die Bitte um einen Traum war gleichbedeutend mit der Bitte um ein Geschenk. Spätere Therapeuten haben diesen Hinderungsgrund verworfen. Seitdem die Ergebnisse der Forschung in den Schlaflabors gezeigt haben, dass jeder in jeder Nacht träumt, besteht jetzt das Problem darin, wie die Klienten Träume erinnern können. Faraday (1972) hat eine nützliche Methode vorgeschlagen, die auch der von Dreikurs (persönliche Mitteilung) ähnlich ist. Faraday schlägt vor, dass man entweder Papier und Bleistift oder einen Kassettenrekorder neben seinem Bett bereit haben sollte. Ehe man sich schlafen legt, sagt man sich selbst wiederholt, dass man in dieser Nacht aus einem Traum aufwachen wird. Mit einem Wecker soll man sich selbst zwei Stunden nach dem Einschlafen oder später zu einer typischen Schlafperiode, etwa zwei Stunden vor dem normalen Aufwachen, wecken. Dieses Aufwecken, berichtet Faraday, sollte sanft erfolgen, denn wenn man plötzlich aus dem Schlaf gerissen wird, kann das die Traumerinnerung stören. Beim Aufwachen durch den Wecker soll man den Traum mit möglichst vielen Einzelheiten notieren oder auf Tonband aufzeichnen. Stichworte genügen nicht, denn an die Einzelheiten wird man sich höchst wahrscheinlich am Morgen nicht mehr erinnern. Wenn dieses Verfahren eingehalten wird, werden die meisten Klienten Träume erzählen können.

Von einem Problem träumen

Man kann Klienten auch bitten, sich vor dem Schlafengehen auf ein bestimmtes Problem oder eine Frage in ihrem Leben zu konzentrieren. Vorausgesetzt, dass der Klient nicht unter Schlafstörungen leidet, was die Angelegenheit verkomplizieren könnte, kann diese Taktik benutzt werden. Cartwright (1978) liefert eine vernünftige Erklärung dafür. Wenn Klienten kurz vor dem Einschlafen an ein Problem denken, werden sie es frisch im Kopf haben, wenn der Prozess beginnt. Am Morgen nach dem Traum kann es sein, dass Klienten die Lösung ihres Problems haben oder wenigstens eine Klarstellung dessen, was aus ihrer Sichtweise vorgeht.

Eine Klientin Ende zwanzig bat wegen wiederkehrender Alpträume, Eheschwierigkeiten und Neigung zu traurigen Verstimmungen um Rat. Sie berichtete, dass sie sich verwirrt, ängstlich und unentschlossen mit Bezug auf die Vorkommnisse in ihrem Leben fühle und dass sie nicht wisse, was sie in und aus ihrer Ehe machen solle. Sie wurde gebeten an diese Dinge vor dem Einschlafen zu denken. Das tat sie auch und berichtete in der nächsten Sitzung über folgenden Traum:

Ich bin in einem riesigen Kaufhaus, das mit großen Güterwagen bis an die Decke angefüllt ist. Ich selbst habe sie dort aufgestapelt und war stolz auf meine Leistung. Plötzlich fing der Boden unter meinen Füßen an zu beben, die Güterwagen fingen an herunterzufallen. Ich geriet in Panik und rannte aus dem Warenhaus.

Die Assoziationen der Klientin warfen etwas Licht auf den Traum und die Ereignisse in ihrem Leben. Das Warenhaus entsprach ihrem eigenen Haus. Die Güterwagen stellten die Mühe und Arbeit dar, die sie in ihre Familie und die Ehe investiert hatte. Auf die Frage, woran sie vor dem Einschlafen gedacht hatte, erwiderte sie, dass von allen Problemen, die ihr durch den Kopf gingen, die Frage, ob sie die Ehe aufrecht erhalten sollte oder nicht, sie am meisten beschäftigte. Dadurch wurde die Bedeutung des Traumes klar. Sie drücke „gute Absichten“ aus; sie hatte die Absicht ihren Mann und ihre Kinder zu verlassen, aber bevor sie es über sich bringen konnte „wegzulaufen“, musste sie alles durcheinander schütteln, Verwirrung erzeugen und hatte dann für ihr Tun eine Rechtfertigung. Sie lachte und gab zum ersten Mal in der Therapie zu, dass sie genau daran gedacht, aber es niemandem gegenüber in Worte gefasst und kaum sich selbst eingestanden hatte. In einer Beziehung fühlte sie sich bei ihren Beschwerden gegenüber ihrer Familie gerechtfertigt, aber andererseits fühlte sie, dass sie fast absichtlich „Erschütterungen“ erzeugt hatte, um Ärger zu erregen, aber nicht gewusst hatte, warum. Jetzt wusste sie, dass sie es zur Rechtfertigung ihres Weggehens tat. Nachdem die Situation und ihre Absicht klargestellt waren, konnten therapeutische Interventionen einsetzen.

Traumtaktiken der Gestalttherapie

Perls (1970) und die Schule der Gestalttherapie haben eine andere Traumtaktik eingeführt. Er bittet die Klienten in die verschiedenen Teile und Elemente ihrer Träume einzusteigen. Eine Interpretation in der traditionellen, intellektuellen Bedeutung ist nicht so wichtig, als selbst ein Teil jenes Traumes zu werden und die Ansicht des Traumes aus jener Perspektive auszudrücken. Es ist eine Art handlungsorientierte Trauminterpretation. Bei dieser Taktik wird der Klient aufgefordert, Rollenspiel, Rollentausch und viele andere psychodramatische Techniken zu verwenden. Gemäß Perls haben Klienten es versäumt, gewisse Aspekte ihrer Persönlichkeit völlig zu integrieren, sei es durch Verdrängung oder Projektion. Indem sie die verschiedenen Teile ihres Traumes tatsächlich spielen, können sie sich wieder mit diesen Aspekten ihrer selbst, zu denen sie die Beziehung verloren haben, neu identifizieren. So würde man z.B. einen Mann, der da träumt, dass er im Meer ertrinkt und ein Rettungsboot, das ganz in der Nähe ist, nicht erreichen kann, bitten, sich selbst, das Wasser, in dem er schwimmt, und das Rettungsboot zu spielen. Durch das Spielen dieser Elemente könnte er mit Teilen seiner selbst, die er nicht versteht, in Berührung kommen, Fragen der Vergangenheit lösen und sich darauf vorbereiten, besser mit dem Leben zurechtzukommen. Dem Wesen der holistischen Psychotherapie entspricht diese Methode nicht.

Von einem leicht veränderten aber kongruenten Gesichtspunkt könnte man sich eine solche Taktik als eine Methode vorstellen, bei der man die Klienten bittet, eine andere Perspektive zu ihren Problemen einzunehmen und die Rolle, die sie zu ihrer Beibehaltung spielen. Wie schon in anderen Teilen dieses Buches besprochen, gelingt es Klienten oft nicht, die Beziehung zwischen den Ereignissen in ihrem Leben und ihrer eigenen Wahrnehmung dieser Ereignisse herzustellen. Indem man den Klienten bittet, nicht nur den erfolglosen Schwimmer, sondern auch das Wasser und das Boot zu spielen, kann er vielleicht ein besseres Verständnis seiner selbst und seiner Rolle bei der Erzeugung und Beibehaltung der Situation gewinnen.

18

Humor

Adler (1956) hielt Humor und besonders Witze in der therapeutischen Begegnung für wichtig, weil er die Therapie gern sanft halten wollte. Mosak (1987a), Mosak und Maniacci (1993) und O'Connell (1975b) haben ausführlich über die Anwendung von Humor aus der Perspektive der Adlerschen Theorie geschrieben, während Kuhlmann (1984) und Mindess (1971) das Thema aus anderen Gesichtspunkten behandelt haben. Adler (1956), Ansbacher (1965) und Dreikurs (1973) unterscheiden zwischen gesundem Menschenverstand und privater Logik. Über den gesunden Menschenverstand ist sich die Menschheit im allgemeinen einig; er kann leicht übermittelt werden und es gibt einen Konsens in Bezug auf seine Gültigkeit. Für private Logik kann der Mensch keinen Konsens für seinen Ausdruck finden; es gibt normalerweise auch keinen Konsens in Bezug auf ihre Gültigkeit, sondern sie umfasst die idiosynkratischen Aspekte einer Persönlichkeit, was die Adlerianer Lebensstil nennen. Die private Logik bildet sich aus den Erfahrungen, die der Mensch während seiner Entwicklung hatte. Wenn es genügend Erfahrungen gab, wird der Mensch dazu ermutigt, vieles zu tun und kreativ zu erforschen. Die private Logik ist dann flexibel und stimmt im allgemeinen mit dem gesunden Menschenverstand überein. Adler (1956) weist darauf hin, „dass Neurose und Witz sich ähneln. Während der Zuhörer ein normales Bezugssystem benutzt, führt der Witzeerzähler plötzlich ein neues Bezugsystem ein, das die Angelegenheit in einem völlig anderen Licht erscheinen lässt" (S. 252). Der Witz kann das „neue Bezugssystem" (die private Logik) ansprechen und sie ins Rampenlicht rücken.

Mosak (1987a) hat die fünf wichtigsten Punkte aufgelistet, unter denen Humor in der Psychotherapie benutzt wird:

1. *Humor kann bei der Bildung der therapeutischen Beziehung und eigentlich für jede Beziehung sehr segensreich sein. Humor und Lachen schließt Menschen zusammen, vorausgesetzt, dass sie die gleiche Art von Humor mögen.*
2. *Humor kann bei der Diagnose helfen. Menschen, mit gewissen Lebensstilen wie Märtyrer, Kontrolleure und solche, die den Ausdruck von Gefühlen vermeiden, haben meist wenig Sinn für Humor. Wer nach Aufregungen sucht, wird immer wieder humorvolle Situationen erzeugen und von ihnen angezogen werden. Je nach der medizinischen Diagnose gibt es in Menschen eine große Variationsbreite von Empfänglichkeit für Humor.*
3. *Humor kann auch eine zugespitzte Form der Interpretation sein. Wenn in Humor verpackt, sind Interpretationen weniger bedrohlich und bleiben besser im Gedächtnis haften. Obgleich Wolpe (1958) Humor nicht unter den „Reaktionen gegen Angstzustände" auflistet (S. 71), kann er sehr wohl bei gegenseitigen Hemmungen eingesetzt werden.*
4. *Humor ist besonders nützlich, um beim Klienten eine Wendung zu erreichen. Nichts kann eine kräftige Depression so schnell zerstören wie ein Lächeln. Es ist auch nicht leicht, Angstzustände zu haben und dabei zu lachen. Ein „nervöses Lachen" wäre allerdings eine Ausnahme. Wo viele Klienten, die zur Therapie kommen, Abstand zu anderen halten (Horney 1950), lädt Humor zu einer Hinwendung zu anderen ein.*
5. *Humor hilft dem Therapeuten auch dabei, wenn es um die Entscheidung über ein Therapieende geht. Wenn der Klient über Dinge lachen kann, besonders über seine Situation in der Vergangenheit, dann könnte das Ende der Therapie nahe sein.*

Nicht jedem liegt Humor. Das gilt nicht nur für Klienten, sondern auch für Kliniker. Wenn der Therapeut sich bei Humor gut fühlt, möge er ihn einsetzen. Wenn nicht, sollte er andere Taktiken benutzen (Mosak 1987a).

Der Hexenkreis

Wolfe (1932) hat eine Taktik entwickelt, um das Zugehen auf andere Menschen zu üben. Er gibt seinen Klienten ein Rezept:

Suchen Sie sich eine nette Geschichte und erzählen Sie sie im Laufe des Tages wenigstens einem Menschen. Wenn der erste Mensch darüber nicht lacht, machen Sie weiter, bis Sie jemanden zum Lachen bringen. Wenn Sie niemanden finden, der über Ihre Geschichten lacht, besteht die Gefahr, dass Ihr Sinn für Humor gelitten hat. Lassen Sie jemand anderes Ihnen eine Geschichte erzählen, die er lustig findet. Erzählen Sie diese Geschichte weiter, bis Sie ein gemeinsames Band guten Humors geknüpft haben. Befolgen Sie dieses Rezept weiter, bis Sie die Erfahrung machen, dass Sie ein guter Bürger in der Republik des Lachens sind (S. 187f).

Verdrehte Sprichwörter

Ebenso wie die Taktik der Gestaltung von Bildern können verdrehte Sprichwörter Klienten dazu bringen, anzuhalten und über ihr Tun nachzudenken, was die typischen Transaktionen und Verhaltensmuster unterbricht. Mosak (1987a) führt einige Beispiele solcher Sprichwörter an. Wie schon bemerkt, pflegt Krausz (persönliche Mitteilung) seinen Klienten, die schon lieber gestern geheilt sein möchten, zu sagen: „Wer rennt bleibt Klient." Von dem verstorbenen Filmproduzenten Sam Goldwyn wird berichtet, dass er die Warnung aussprach: „Wer zu einem Psychiater geht, dessen Kopf sollte man untersuchen." Auch Klienten bilden solche Sprichwörter. Eine Klientin, die es immer auf Sicherheit anlegte, jammerte ihrem Therapeuten vor: „Nichts gewagt, nicht verloren!“ Ein Mann beschrieb in der Ehetherapie seine häusliche Situation mit den Worten: „Ost, West, Süd, Nord, zu Hause Mord.“ Kreative Klienten und Therapeuten werden sicher ihre eigenen Sprichwörter erfinden.

Witze

Mit Witzen Dinge zu beleuchten ist sehr nützlich, und wenn man Klienten zum Erzählen von Witzen bringt, kann das noch nützlicher sein. Depressive Klienten können vom Therapeuten die Anweisung bekommen, ihm oder der Gruppe einen Witz zu erzählen. Die Stimmung in der Sitzung kann sich schon durch einen Witz des Klienten dramatisch verändern. Dabei ist es die Absicht, den „negativen Unsinn“ (O'Connel, 1975b) zu unterbrechen. Mit dcm „Unsinn“ sind die negativen, selbstzerstörerischen Gedanken und Beschäftigungen gemeint, die das Engagement für sinnvolle Aktivitäten stören. Durch das Erzählen von Witzen wird der Klient veranlasst zuzugeben, dass man seine Aufmerksamkeit auf anderes als nur auf das Schlechte konzentrieren kann. Es kann auch Hoffnung vermitteln - es kann ja noch nicht alles so schlecht sein, wenn man Witze erzählen und lachen kann.

Vernünftige Lieder

Ellis hat mehrere vernünftige und humorvolle Lieder geschrieben und in die Therapie eingeführt, „die dazu bestimmt sind, beim Klienten im Kopf herumzugehen, wie es Reklamesprüche aus dem Radio oder Fernsehen tun. Dadurch soll sich die Botschaft nachhaltiger einprägen und den Menschen beeinflussen, der sie singt oder im Kopf hört“ (S.147).

19

Illustrierende Taktiken

Illustrierende Taktiken umfassen ein weites Feld von Techniken - Gleichnisse und Fabeln, Geschichten, wahre Beispiele, Beispiele aus der Literatur, den Filmen und dem Fernsehen. Man kann damit ein Argument anbringen, die vorgebrachte Ansicht bestätigen, Konfrontationen vermeiden und dem Wunsch des Klienten nachkommen, wenn er sagt: „Ich verstehe das nicht, geben Sie mir ein Beispiel."

Gleichnisse und Fabeln

Um etwas ganz deutlich zu machen, benutzen einige Therapeuten Gleichnisse und Fabeln. Die reichste Quelle für Gleichnisse sind das Alte und das Neue Testament und die chassidischen Schriften (Buber, 1987).[1] Äsops Fabeln (1968) und die Fabeln von La Fontaine (1988) sind weltweit bekannt. Unter Äsops Fabeln wird die vom Fuchs und den Trauben für therapeutische Zwecke am meisten benutzt.

Ein hungriger Fuchs sah einige Trauben hoch oben an der Rebe hängen. Er versuchte sie zu erreichen und sprang so hoch er konnte. Unglücklicherweise waren sie außerhalb seiner Reich-

[1] Im Alten Testament findet man Gleichnisse im Zweiten Buch Samuel, im Ersten Buch der Könige, in Jesaja und Hesekiel. Im Neuen Testament gibt es 31 Gleichnisse in den verschiedenen Büchern.

weite. So gab er es auf, ging würdig weg und sagte: „Diese Trauben sind bestimmt sauer."

Diese Fabel zeigt, wie der Stolz gewahrt wird. Da er seine Unfähigkeit und seine Niederlage nicht zugeben kann, behält der Fuchs seinen Stolz, indem er leugnet, die Trauben überhaupt haben zu wollen. Wenn man einen Klienten verdrießlich sagen hört, „Es macht mir nichts aus", dann macht es ihm oder ihr nur zu viel aus, als dass es zugegeben werden könnte.

Mit der Geschichte „Der Müller, sein Sohn und der Esel" kann man jemandem, der die Priorität Gefallenwollen hat, die Moral vermitteln: „Wer allen gefallen will, gefällt niemandem." Ein Therapeut drückt das gegenüber seinen Klienten so aus: „Wer allen zu gefallen versucht, verliert schließlich noch seinen Esel." Die Geschichte lautet folgendermaßen:

Ein Müller und sein Sohn brachten ihren Esel zum Markt, um ihn zu verkaufen. Unterwegs trafen sie eine Gruppe kichernder Mädchen, die ausriefen: „Hat man je solche Narren gesehen. Sie gehen zu Fuß, wenn sie reiten könnten." Der Müller dachte, das wäre vernünftig, setzt seinen Sohn auf den Esel und ging nebenher. Bald trafen sie einige Freunde, die sie grüßten und sagten: „Warum verwöhnst du deinen Sohn und lässt ihn reiten, während du gehst? Lass ihn gehen, es ist gesund für ihn." Der Müller nahm diesen Rat an, setzte sich auf den Esel und ließ den Sohn gehen. Sie waren noch nicht weit gekommen, als sie ein Gruppe von Frauen und Kindern trafen, die ganz empört waren: „Welch ein egoistischer alter Mann! Er reitet bequem und lässt seinen armen Jungen mit dem Esel mithalten so gut er kann." Der Müller nahm also seinen Sohn mit zu sich auf den Esel. Dann trafen sie einige Reisende, die ihn fragten, ob es sein Esel sei oder ob er gemietet worden war. Der Müller sagte, es wäre sein Esel und er wolle ihn auf dem Markt verkaufen. Da sagten sie: „Mit einer solchen Last wird der Esel so müde werden, dass niemand ihn auf dem Markt kaufen wird. Ihr solltet ihn lieber tragen." „Wir tun alles, um euch zu gefallen," sagte der Müller. Sie stiegen beide ab, banden die Beine des Esels zusammen, steckten einen Stock hindurch und trugen ihn zum Markt. Viele Menschen kamen gelaufen und lachten über diesen komischen Anblick. Sie neckten den Müller und seinen Sohn unbarmherzig. Manche hielten sie sogar für verrückt. Schließlich kamen sie zu einer Brücke über einen Fluss. Der Esel war völlig verschreckt, stieß und strampelte und zerriss die Seile, die ihn banden, fiel in den Fluss und ertrank. Der arme Müller kehrte traurig heim, hatte aber gelernt, dass er beim Versuch allen zu gefallen schließlich niemandem gefallen hatte und auch noch seinen Esel verlor.

Da ist auch die Fabel von zwei Fröschen, die in ein Butterfass mit Sahne fielen. Der pessimistische Frosch verzagte, sank zu Boden und ertrank. Der optimistische Frosch wollte überleben und begann zu strampeln. Er strampelte die ganze Nacht und saß am Morgen auf einem Klumpen Butter. Pancner (1978) hat darauf hingewiesen, dass jeder Therapeut seine Lieblingsgeschichten hat, die er bei der Therapie verwendet, um Dinge zu illustrieren.

Manche Therapeuten erfinden eigene Fabeln, wenn die traditionellen nicht ganz ihren Zwecken entsprechen. Beecher (persönliche Mitteilung) erzählt folgende Geschichte:

Ein Spatz kümmerte sich nicht um die lästigen Warnungen seines Schwarmes und blieb in Manhatten zurück. Es ging ihm dort so gut, dass er seinem Schwarm nicht nach Süden folgen wollte. Bald merkte er jedoch, dass er nicht länger warten durfte und machte sich allein auf den Weg nach Süden. Unterwegs geriet er in einen Schneesturm, seine Flügel erfroren und er fiel zu Boden. Er wusste jetzt, dass er sterben musste und tadelte sich selbst wegen seines Leichtsinns, dass er so lange gewartet hatte, statt auf seine Freunde zu hören. Er hatte sich schon aufgegeben, als eine Kuh vorbeikam und einen Fladen auf ihn fallen ließ. Die Wärme taute seine Flügel wieder auf und er genoss sogar ein kleines Mittagessen..... Jetzt, da er wusste, dass er im letzten Au-

genblick gerettet worden war, pries er Gott mit einem lauten Gesang. Gerade da strich eine Katze vorbei und hörte den Gesang des Spatzes. Sie kratzte den Dung beiseite und verspeiste den Spatzen. Aus der Geschichte sind drei Lehren zu ziehen:

1. Nicht jeder, der auf dich scheißt, ist dein Feind.
2. Nicht jeder, der Scheiße von dir abkratzt, ist dein Freund.
3. Wenn du in der Scheiße sitzt, halte deinen Mund.

Sagen

Psychoanalytiker und besonders analytische Psychologen haben schon immer eine Vorliebe für klassische Sagen gehabt. Dem Therapeuten stehen die Sagen von Ödipus, Elektra, Sisyphus und Herkules mit dem Augiasstall zur Verfügung. Für Therapeuten, denen sie nicht bekannt sein sollten, gibt es zahlreiche Sammlungen dieser Sagen auf dem Büchermarkt.

Biblische Geschichten

Viele biblische Geschichten bieten sich zur Verwendung in der Psychotherapie an. Es gibt mehrere Geschichten über rivalisierende Geschwister, den depressiven König Saul, den späteren König David (der erste Musiktherapeut), David und Goliath, den mit dem „Engel" ringenden Jakob und Lots Frau. Außer den Geschichten kann man auch Zitate der Bibel nutzen. Einem zwangsneurotischen Klienten, der um sich herum Teufel sieht und der sich daher mit Ritualen schützen muss, wurde der Satz gelehrt „In Deine Hände befehle ich meinen Geist" (Psalm 31). Unterstützung gebende Therapeuten können Klienten mit dem Satz ermutigen: „Sei mutig und stark." (Menge-Übersetzung) „Sei getrost und unverzagt" (Luther-Übersetzung) (5. Moses, 31:23).

20

Multiple Psychotherapie

Obgleich die Behandlung von einem Klienten durch zwei Therapeuten schon früher für bestimmte Zwecke versucht worden war, so ist doch erst seit Dreikurs die Multiple Psychotherapie oder Co.-Therapie als eine Routinemethode der Therapie angewandt worden (Dreikurs, Shulman & Mosak, 1984). Multiple Psychotherapie kann in der Einzel-, Gruppen, Ehe- und Familientherapie angewandt werden. Sie kann von Therapeuten des gleichen oder unterschiedlichen Geschlechts praktiziert werden, von Therapeuten mit unterschiedlichem Maß der Erfahrung, etwa von Supervisoren und Studenten, und von Therapeuten, die in der theoretisch-philosophischen Sichtweise im Wesentlichen übereinstimmen. Ein in der klassischen Psychoanalyse ausgebildeter Therapeut und ein Klienten-zentrierter Therapeut würden keine guten Partner abgeben.

Der Klient kann daraus etwa die folgenden Vorteile ziehen:

1. Es verhindert, dass der Klient sich vom Therapeuten missverstanden oder misshandelt fühlt.
2. Klienten bekommen ein realistisches Bild von ihrem Therapeuten. Dies ist nur für jene Therapeuten von Vorteil, die sich in ihrer Methode nicht auf die Übertragung verlassen.
3. Der Klient hat den Vorteil, von zwei Menschen zu lernen, sich zwei Persönlichkeiten anpassen zu müssen, zwei Interaktions-

stile zu erleben. Der ständige Einwurf neuer Gesichtspunkte bewahrt die Therapie davor zu versanden.

4. Die Multiple Psychotherapie erlaubt es dem Klienten sowohl Zuschauer als auch Teilnehmer zu sein. Man kann gleichzeitig der Gegenstand der Diskussion und „objektiver“ Beobachter des Vorganges sein.
5. Wenn bei der Einzeltherapie der Therapeut und der Klient sich nicht sehr gut vertragen oder in eine Sackgasse geraten, kann es sein, dass der Klient die Therapie ganz abbricht. In der Multiplen Psychotherapie ist diese Gefahr deutlich geringer und der Klient braucht nicht ganz von vorn anzufangen. Der Co.-Therapeut kann als Berater oder Puffer angesprochen werden, um das Problem zu analysieren, oder der Klient an ihn überwiesen werden, der dann zum eigentlichen Therapeuten wird.
6. Mit dieser Methode wird der Klient nicht von einer einzigen Person abhängig. Versuchen des Klienten in dieser Richtung, kann von beiden Therapeuten entgegengewirkt werden.
7. Krankheit oder Urlaub des einen Therapeuten bringt den Klienten nicht in die Lage, ohne Unterstützung oder ohne Therapeut zu sein. Der Co.-Therapeut kann den Fall einfach übernehmen. Es besteht die Bindung an die Therapie und nicht an den Therapeuten.
8. Schließlich wird die Interaktion zwischen den Therapeuten zu einem Modellfall für den Klienten. Er kann beobachten wie kooperative Interaktion zwischen Erwachsenen abläuft und wie mit Uneinigkeit und unterschiedlichen Ansichten erfolgreich umgegangen wird.

Auch für den Therapeuten ergeben sich einige Vorteile:

1. Als Erstes und Wichtigstes ermöglicht es ständige Beratung. Dies verringert die Möglichkeit, dass der Therapeut einseitig wird, sich irrt und Gefühle der Unfähigkeit entwickelt. Der

Therapeut erhält Unterstützung.[1] Haley (1987) benutzt eine ähnliche Form der *in vivo* Supervision.

2. Mit zwei Therapeuten ist auch die Gefahr, in eine therapeutische Falle zu geraten, geringer. Wie sorgfältig auch immer die Lehranalyse (hoffentlich hat der Therapeut eine durchgemacht) des Therapeuten auch gewesen sein mag, die Einseitigkeiten, Überzeugungen und „Gegenübertragungen“ des Therapeuten verschwinden nie gänzlich. Wenn der Therapeut mit dem Klienten in Schwierigkeiten gerät, kann der Co.-Therapeut eingreifen.
3. Die Therapeuten bekommen die Gelegenheit, in Bezug auf den Klienten unterschiedliche Rollen zu spielen.
4. Zwei Therapeuten können sich bei der Überwindung von Widerständen helfen.
5. Der Therapeut kann sich bei Krankheit, Urlaub oder persönlichen Angelegenheit auch ohne weiteres entschuldigen.
6. Ein Therapeut kann die Rolle des Beteiligten übernehmen, während der andere der Beobachter oder beteiligter Beobachter ist. Dies kann dem Berater die Gelegenheit geben, besser zu verstehen was, vorgeht und zu beurteilen, warum die Therapie in eine Sackgasse geraten ist. Er kann dann dem Erst-Therapeuten aus einer unerwünschten Situation heraushelfen.

Bei der Multiplen Psychotherapie, wie sie von Dreikurs, Shulman und Mosak (1984) praktiziert wird, übernimmt der eine Therapeut die beratende Rolle, während der andere die Primärrolle übernimmt. Wenn therapeutische Überlegungen das erfordern, können diese Rollen auch vertauscht werden. Jede dritte oder vierte Sitzung ist eine gemeinsame Sitzung, wobei der beratende Therapeut aktiv teilnimmt. Bei Gruppen-, Ehe- und Familientherapie können beide bei jeder Sitzung anwesend sein.

---

[1] An der Adler School of Professional Psychology in Chicago werden Therapeuten in dieser Weise ausgebildet, und auch nach ihrem Examen behalten viele Therapeuten diese Therapieform bei.

Man kann dagegenhalten, dass Multiple Psychotherapie recht kostenintensiv ist; aber in Wirklichkeit wird die Gesamtdauer der Therapie durch die zwei Therapeuten gewöhnlich verkürzt. (Dreikurs, Shulman & Mosak, 1984).

Über den Klienten sprechen

In Gegenwart des Klienten über den Klienten zu sprechen, kann faszinierend sein. Ein widerstrebender, unmotivierter Mensch kann dadurch aufgerüttelt und herausgefordert werden. Der Klient wird zum Beobachter seiner eigenen Therapie. Er wird dazu ermutigt, jederzeit „einzusteigen" und dem, was gesagt wird, zu widersprechen und zu argumentieren, es zu korrigieren, zu verändern, zu erweitern oder zu verbessern.

Diese Taktik ist wertvoll, um ein Gefühl der „Dezentrierung" zu vermitteln (Beck, 1976). Die Klienten können von ihren Problemen einen Schritt zurücktreten und bekommen dadurch eine etwas objektivere Einstellung. Sie hören, wie über ihre private Logik gesprochen wird. Was einst unausgesprochen blieb oder nur vage gesehen wurde, wird jetzt in Worte gefasst und ins Bewußtsein gehoben. „Sagen Sie bitte, meinen Sie, dass er es darauf abgesehen hat zu beweisen, wie zäh er ist?" kann etwa ein Therapeut fragen. Worauf der andere antwortet: „Das könnte ein Grund sein, aber ich möchte eine andere Vermutung anstellen. Ich glaube er hat Angst, dass wir herausfinden könnten, wie sehr er von sich selbst als Versager überzeugt ist." Der Klient „klebt" förmlich während des ganzen Gespräches an den Lippen der Therapeuten.

Ein anderer Aspekt des Gespräches über den Klienten ist die Möglichkeit für die Therapeuten, ihre Gedanken über den therapeutischen Prozess zu überprüfen und zu verändern. Dieser Prozess ähnelt der sukzessiven Näherungsmethode in der Mathematik. Dieser Prozess ist nicht nur in der Supervision nützlich, er kann beim Klienten auch zur Klarstellungen dessen dienen, was in der Therapie zu Tage tritt. „Sie beide sehen mich als jemand, der mehr Angst hat, als dass er ärgerlich ist und dass ich meinen Ärger nur dazu benutze, mich durch Situationen zu mogeln, mit denen ich nicht fertig zu werden glaube? Es kann sein, dass Sie Recht haben.“ Wenn man hört, wie zwei Menschen sich über einen unterhalten, kann man dem nur schwer widerstehen - die ganze Aufmerksamkeit richtet sich sofort darauf.

Auch Interpretationen können dramatisch gesteigert werden und bekommen dadurch mehr Gewicht und Bedeutung. „Ich meine, ich weiß schon, warum sie das einander antun,“ kann der Co.-Therapeut einwerfen, „aber ich weiß nicht, ob ich es sagen sollte.“ „Also los, ich kann es bestimmt vertragen,“ kann die Antwort des Klienten sein. „Es ist aber schon so lange ein großes Geheimnis gewesen, dass ich nicht weiß, ob sie es nicht zu bagatellisieren versuchen werden, wenn ich es verrate.“ „Das kann sein, aber einmal muss es gesagt werden,“ kann dann die Antwort des anderen Therapeuten sein.

Gelegentlich wehren sich Klienten dagegen, als „Objekte“ behandelt zu werden. Dann muss man diese Taktik vermeiden.

In Gegenwart des Klienten uneinig sein

Therapeuten können sehr wohl absichtlich in Gegenwart des Klienten uneinig sein und sogar debattieren. Dies kann mehreren Zwecken dienen. Erstens ist es eine vorbildhafte Technik. Klienten können aus erster Hand beobachten, dass Uneinigkeit nicht notwendigerweise etwas Schlechtes ist, dass man uneinig sein und doch Achtung haben kann, dass Konflikte friedlich beigelegt werden können, ohne dass bei jemandem das Gefühl der Niederlage oder des Verlustes entsteht. Zweitens kann es die therapeutische Bindung festigen. Der Erst-Therapeut kann sich mit dem Klienten gegen den Co.-Therapeuten verbünden und so die Beziehung festigen und die Bereitschaft zur Akzeptanz der therapeutischen Ergebnisse erhöhen. Drittens können die Klienten in die Debatte mit einbezogen werden. Sie sind dann auf einer höheren Ebene in der Lage, ihr Verhalten oder ihre Absichten zu

„verteidigen". „Nein, das stimmt nicht. Ich war nicht müde. Ich wollte nur gleichziehen, Sie haben Recht." Viertens kann ein widerstrebender Klient, der bisher unkooperativ schweigsam war, sich plötzlich beteiligen: „Sie haben beide Unrecht. Ich werde Ihnen zeigen, dass ich so schlecht auch nicht bin." Oder „Sie beide sehen nur einen Teil des Bildes, aber da ist noch etwas, das Sie nicht wissen." Und fünftens können Klienten durch das Verfahren ermutigt werden. Wenn jemand hört, dass zwei Menschen über einen sprechen, kann das ein Gefühl der Wichtigkeit verleihen, das man seit Jahren und vielleicht sein ganzes Leben lang noch nicht gehabt hat. Dies kann ein Anfang sein, dass sie daran glauben, dass sie für jemanden Bedeutung haben und dass andere sich um sie kümmern und um sie sorgen.

Uneinigkeit kann auch für solche lehrreich sein, für die Gefallenwollen die Priorität ist (Hart, 1977; Mosak, 1971). Solche Menschen können oft nicht verstehen, was an einer solchen Einstellung falsch sein soll. Sie verwechseln den *Wunsch* zu gefallen mit der *Notwendigkeit* zu gefallen. Wir können diese Schwierigkeit hervortreten lassen, indem wir uneinig sind und dann den Klienten fragen, welchem der Therapeuten sie zustimmen. Sofort, obwohl schmerzlich, sehen sie auch das Hauptproblem darin, dass sie der ganzen Welt zu gefallen versuchen.

Den Naiven spielen

Ein anderer Trick besteht darin, dass ein Therapeut an gewissen Stellen den Naiven spielt. „Das verstehe ich nicht," könnte ein Therapeut sagen. „Warum sollte jemand sich selbst in so viele Schwierigkeiten und Unbequemlichkeiten begeben beim Gedanken unter Menschen zu gehen?" Eine solche Frage bietet dem anderen Therapeuten die Gelegenheit einer Interpretation, die scheinbar an den anderen Therapeuten gerichtet ist, in Wirklichkeit aber etwas behandelt, was für den Klienten ein peinliches Problem sein könnte.

Den Naiven spielen, kann eine Möglichkeit sein, den Klienten zu öffnen und gewisse Themen diskutieren zu lassen - in diesem Falle, dass er vorgeblich dem anderen Therapeuten etwas erklärt. „Sehen Sie,“ sagt der Klient, „er spricht darüber, wie ich andere Leute reize. Er meint, dass ich auf andere einschlage, ehe sie eine Gelegenheit bekommen mich zu schlagen.“ Dann sind Klienten in der Lage für ihr Tun und für die Therapie mehr Verantwortung zu übernehmen.

Sich absichtlich ins Unrecht setzen

Das Gegenteil von Den-Naiven-spielen und eine Variation des Uneinig-seins ist das Sich-absichtlich-ins-Unrecht-setzen. Wenn der eine Unrecht hat und seine Ansicht energisch verteidigt, kann der andere Therapeut die Hilfe des Klienten anfordern, um die Meinung des anderen Therapeuten richtigzustellen.

Therapeut 1: Ich glaube er tut es, weil ihm das alles gleichgültig ist.

Therapeut 2: Das glaube ich nicht. Wenn ihm alles gleichgültig wäre, gäbe es sicher einfachere Methoden, um das zu zeigen.

Therapeut 1: Schauen Sie sich bloß seine Körpersprache an. Das will er allen sagen.

Therapeut 2: Herr Müller, stimmt das? Ich kann nicht glauben, dass Ihnen alles gleichgültig ist.

Klient: Mir ist es *nicht* alles gleichgültig.

Therapeut 1: Ich weiß nicht, ob ich das glauben kann. Ich habe den Eindruck, dass Sie alle zurückstoßen.

Therapeut 2: Im Gegenteil. Er versucht sie dazu zu bringen, dass sie sich um ihn kümmern. Wie kann er das tun, wenn er sie alle zurückstößt? Nicht wahr, Herr Müller?

Klient: Na ja, teilweise. Ich schäme mich fast, es zuzugeben. Sie haben Unrecht. Mir ist es nicht gleichgültig. Es ist nur, dass.....“

Wenn der *advocatus diaboli* es nicht zu plump macht und wenn die Taktik sparsam eingesetzt wird, dann kann Sich-absichtlich-ins-Unrecht-setzen den therapeutischen Prozess sehr beschleunigen.

Zusammenfassung

Bei der Beratung und der Psychotherapie sind Taktiken Werkzeuge, die Fachleute zur Hilfeleistung für Menschen benutzen. Wir wollen noch einmal zusammenfassen und sehen, wo wir jetzt stehen und was alles gesagt worden ist.

Während die *Strategie* uns sagt, welches das umfassende Ziel der jeweiligen Schule der Psychotherapie oder der Beratung ist, sagt uns die *Technik*, wie wir an dieses Ziel gelangen. So ist zum Beispiel in der klassischen Psychoanalyse die übergeordnete Strategie, das Unbewusste bewusst zu machen, d.h. Einsicht zu vermitteln. Zu den üblichen Techniken gehören freie Assoziationen, Trauminterpretationen und die Analyse der Übertragungen. In der strukturalen Familientherapie ist die übergeordnete Strategie das Ausbalancieren des Systems und die Wiederherstellung einer angemessenen hierarchischen Struktur. Als Techniken verwendet man das Zusammenführen, Vorspielen und Errichten von Grenzen.

Taktiken sind die Anwendung von Techniken auf bestimmte Situationen. Zum Beispiel: Wann und wie soll man einen Traum interpretieren? Wann und wie soll man eine Grenze festlegen? Man kann sich die folgende Unterhaltung in einer Supervisionssitzung vorstellen: Ein Student fragt: „Was tue ich, wenn ein Klient weint?“ Die Antwort des Supervisors: „Analysieren Sie die Übertragung.“ Der Student stellt eine Frage nach der Taktik und der Supervisor gibt eine technische Antwort. Sie haben aneinander vorbeigeredet und keiner war mit dem Ergebnis zufrieden. Bei einer anderen Gelegenheit fragt der Student: „Auf welche Weise kann ich den Eltern wieder die Verantwortung geben?“

Und der Supervisor antwortet: „Indem Sie eine angemessene Familienstruktur wiederherstellen.“ Der Student stellt eine taktische Frage und er bekommt eine strategische Antwort. Wieder haben sie aneinander vorbeigeredet.

Die Supervision und das Lehren der Beratung und Psychotherapie wird erleichtert, wenn die Supervisoren und Lehrer sich darum bemühen, ihre Ziele mit den Zielen der Betreuten und Studierenden in Einklang zu bringen. Man kann auch sagen, dass die gleiche Übereinstimmung der Ziele, die zwischen Klienten und Therapeuten nötig ist, auch zwischen Supervisoren und Studenten bestehen muss. Dieses Buch ist ein Versuch, Taktiken aufzuzeigen, d.h. Techniken, die auf Situationen bezogen sind und auf die Frage antworten: „Was tue ich, wenn....?“

Dieses Buch „Beratung und Psychotherapie. Die Kunst, im richtigen Moment das Richtige zu tun“ ist nicht dazu gedacht, Bücher zu ersetzen, die Strategie lehren. Es kann nicht an die Stelle von einer soliden Grundlage in der Beurteilung, der Theorie und der guten altmodischen Erfahrung treten. Und wie wir auch wiederholt betont haben, es gibt keinen Ersatz für das Verständnis des Klienten. Klienten sind mehr als nur ihre „Probleme“; sie sind Menschen - mit unterschiedlichen Lebensgeschichten in Bezug auf Volkszugehörigkeit, Religion, Kultur und Entwicklung. Sie müssen als einzigartige Individuen verstanden werden.

Und schließlich: Benutzen Sie nur Taktiken, die Ihnen entsprechen, aber fürchten Sie sich nicht davor, etwas Neues auszuprobieren. Den Mut zur Unvollkommenheit haben und beim Ausprobieren neuer Taktiken Risiken eingehen, bedeutet nicht, dass man unnötige Risiken eingeht und etwas anwendet, bei dem sich weder der Klient noch der Therapeut wohlfühlt. Wir bitten die Klienten etwas zu riskieren und neue Verhaltensweisen, Einstellungen und Gedanken auszuprobieren. Wir sollten selbst die gleiche Flexibilität haben, die wir von ihnen erwarten.

Die von uns zusammengestellte Reihe von Taktiken ist weder erschöpfend noch vollständig. Wir wissen nicht, ob ein solches

Buch jemals „vollständig“ sein kann - wahrscheinlich sollte es das auch nicht. Menschen sind kreativ; vielleicht ist das sogar die Eigenschaft, mit der man sie definieren kann. Wenn wir unsere Kreativität zu unserem Wachstum nutzen, können wir wunderbare Höhen erreichen. Wenn wir trotz dieser Kreativität stecken bleiben und uns und anderen Schwierigkeiten machen, kann der entstehende Schmerz und die Frustration heftig sein. Fürchten Sie sich nicht davor, Ihre eigenen Taktiken zu entwickeln, lernen sie welche von Ihren Supervisoren und Kollegen - ja sogar von den Klienten, den Freunden, aus Theaterstücken, Filmen und Romanen. Nutzen Sie Ihre Kreativität. Wir hoffen, dass dieses Buch in Ihrer Praxis hilfreich sein wird, wenn es aber dazu beiträgt, Ihre Originalität zu wecken, indem Sie neue und „bessere“ Taktiken entwickeln, dann haben wir mehr als nur ein Buch über Taktiken geschrieben, wir haben Ihr Denken und Ihren Erfindungsgeist angeregt. Vielleicht kann man mehr nicht verlangen.

Über die Autoren

Harold H. Mosak, Ph.D. ist „Distinguished Service Professor of Clinical Psychology“ und Inhaber des Lehrstuhls der „Doctoral Scholars“ im Bereich der klinischen Psychologie an der Adler Schule für „Professional Psychology“ in Chicago, Illinois.
Er arbeitete mehr als 20 Jahre mit Rudolf Dreikurs zusammen und veröffentlichte zahlreiche wissenschaftliche Beiträge zu Adlers Psychologie.

Michael P. Maniacci, Psy.D., ist ein klinischer Psychologe in privater Praxis in Chicago, Illinois. Er hat auch in der Adler Schule für „Professional Psychology“ in Chicago unterrichtet. Er hat Schriften veröffentlicht im Bereich der Beratung und Psychotherapie und ist Mitglied im Verwaltungsrat des amerikanischen „Journal of Individual Psychology“. Dr. Maniacci ist Mitglied der „Psychologial Association“, der North-American Society of Adlerian Psychology (NASAP) und der „Society for Exploration of Psychotherapy Integration“.

Literatur

Adler, A. (1927). A doctor remakes education. *Survey, 58*, 490-495.

Adler, A. (1956). *The individual psycholology of Alfred Adler.* H.L. Ansbacher & R.R. Ansbacher (Eds.). New York: Harper & Row.

Adler, A. (1964a). *Problems of neurosis.* P. Mairet (Ed.). New York: Harper & Row. (Original work published 1929.)

Adler, A. (1964b). Technique of treatment. In H.L. Ansbacher & R.R. Ansbacher (Eds.), *Superiority and social interest* (pp.191-201). New York: Norton. (Origianl work published 1932.)

Adler, K.A. (1961). Depression in the light of Individual Psychology. *Journal of Individual Psychology, 17* (1), 56-67

Adler, K.A. (1969). Discussion. In M. Kramer (Ed.), *Dream psychology and the new biology of dreaming* (pp.138-140). Springfield, IL: Charles C. Thomas.

Äsop (1968). *Aesop's fables.* New York: F. Watts.

Angus, L., & Rennie, D.L. (1989). Envisioning the repreentational world: The client's experience of metaphoric expression in psychotherapy. *Psychotherapy, 26* (3), 372-379.

Ansbacher, H.L. (1965). *Sensus privatus versus sensus communis. Journal of Individual Psychology, 21*, 48-50.

Arlow, J.A. (1958). Truth or motivations? Toward a definition of psychoanalysis. *The Saturday Review,* 14, 55-56.

Ascher, L.M. (1989). *Therapeutic paradox.* New York: Guilford Press.

Bandura, A. (1977). *Social learning theory.* Englewood Cliffs, NJ: Prentice-Hall.

Bassin, A. (1975). Red, white, and blue poker chips: An A.A. behavior modification technicque. *American Psychologist, 30*, 695-696.

Bateson, G., Jackson, D., Haley, J., & Weakland, J. (1956). Toward a theory of schizophrenia. Behavioral Science, *1,* 251-264

Beck, A.T. (1976). *Cognitive therapy and the emotional disorders*. New York: Meridian.

Bedrosian, R.C., & Beck, A.T. (1980). Priniples of cognitive therapy. In M.J. Mahoney (Ed.), *Psychotherapy process* (pp.127-152). New York: Plenum Press.

Beecher, W., & Beecher, M. (1971). *Beyond success and failure.* New York: Pocket Books. (Original work published 1966).

Berne, E. (1964). *Games people play*. New York: Grove Press.

Berne, E. (1972). *What do you say after you say hello*? New York: Grove Press.

Bixler, R.H. (1949). Limits are therapy. *Journal of Consulting Psychology 13* (1), 1-11.

Boldt, R. (1994). *Lifestyle tpes and therapeutic resistance: An Adlerian model for prediction and intervention of characterological resistance in therapy*. Unpublished Psy.D. dissertation. Chicago: Adler School of Professional Psychology.

Bonime, W. (1962). *The clinical use of dreams*. New York: Basic Books.

Boss, M. (1958). *The analysis of dreams*. New York: Philosophical Library.

Brewer, D.H. (1976). *The induction and alteration of state depression; A comparative study.* Unpublished Ph.D. dissertation, University of Houston.

Brown, P. (1995). *The reliability and validity of „The Question" in the differential dieagnosis of somatogenic and pschogenic disorders*. Unpuplished Psy.D. dissertation. Chicago: Adler School of Professional Psychology.

Buber, M. (1987). *Tales of the Hasidim*. New York: Schocken.

Bugental, J.F.T., & Bugental, E. K. (1984). A fate worse than death: The fear of changing. *Psychotherapy*, *21* (4), 543-549.

Bulfinch, T. (1979). *Bulfinch's mythology*. New York: Avenel.

Cartwright, R. D. (1978, December). Happy endings for our dreams. *Psychology Today*, 66-76

Corsini, R.J. (1966). *Roleplaying in psychotherapy*. Chicago: Aldine.

Corsini, R.J. (1967). Let´s invent a first aid kit for marriage. *Consultant* (Smith, Kline & French Laboratories), 7,40.

Coué, E. (1922a). *The practice of autosuggestion*. New York: Doubleday.

Coué, E. (1922b). *Self mastery through conscious suggestion*. London: Allan & Unwin.

Coyne, J.C. (1984). Strategic therapy with depressed married persons: Initial agenda, themes, and interventions. *Journal of Marital and Family Therapy, 10*, 53-62.

Credner, L. (1936). Safeguards. *International Journal of Individual Psychology*, *2* (3), 95-102.

Dinkmeyer, D.C., & Dreikurs, R. (1963*). Encouraging children to learn: The encouragement process*. Englewood Cliffs, NJ: Prentice-Hall.

Dinkmeyer, D.C. & McKay, G.D. (1973). *Raising a responsible child*. New York: Simon & Schuster

Dreikurs, R. (1953). *Fundamentals of Adlerian psychology*. Chicago: Alfred Adler Institute.

Dreikurs, R. (1958). A reliable differential diagnosis of pschological or somatic disturbance. *International Record of Medicine*, *171*, 238-242.

Dreikurs, R. (1962). Can you be sure the disease is functional? *Consultant* (Smith, Kline & French Laboratories).

Dreikurs, R. (1967a). *Psychodynamics, psychotherapy and counseling*. Chicago: Alfred Adler Institute.

Dreikurs, R. (1967b). The meaning of dreams. In R. Dreikurs, *Psychodynamics, psychotherapy and counseling* (pp.219-229). Chicago: Alfred Adler Institute. (Original work published 1944.)

Dreikurs, R. (1973). The private logic. In H.H. Mosak (Ed*.), Alfred Adler: His influence on psychology today* (pp. 19-32). Park Ridge, NJ: Noyes Press.

Dreikurs, R., (1987). Are psychological schools of thought outdated? *Indvidual Psychology*, *43*, 265-272. (Original work published 1960.)

Dreikurs, R., & Grey, L. (1968). *Logical consequences: A new approach to discipline*. New York: Meredith.

Dreikurs, R., & Mosak, H.H. (1966). The tasks of life. I. Adler´s three tasks. *Individual Psychologist*, *4*, 18-22.

Dreikurs, R., & Mosak, H.H. (1967). The tasks of life II. The fourth task. *Individual Psychologist, 4,* 51-55.

Dreikurs, R., Shulman, B.H., & Mosak, H.H. (1984). *Multiple psychotherapy*. Chicago: Alfred Adler Institute.

Dreikurs, R., & Soltz, V. (1964). *Children: The challenge*. New York: Duell, Sloan & Pearce.

Dunlap, K. (1933). Habits: *Their making and unmaking*. New York: Liveright.

Ellis, A. (1972). 22 ways to stop putting yourself down. *Rational Living*, *6* (2), 9-15.

Ellis, A. (1974). *Disputing irrational beliefs (DIBS).* New York: Institute for Rational Living.

Ellis, A. (1977a). *Anger: How to live with it and without it*. Secaucus, NJ: Citadel Press.

Ellis, A. (1977b). *A garland of rational songs*. New York: Institute for Rational Living.

Ellis, A., & Harper, R.A. (1975). *A new guide to rational living.* Hollywood, CA: Wilshire.

Fagan, J. (1975). ... And not a mere device. *Voices*, 11(1), 12-13.

Faraday, A. (1972). *Dream power*. New York: Berkley Books.

Fast, J. (1970). *Body language*. New York: Pocket Books.

Ferenczi, S., & Rank, O. (1925). *The development of psychoanalysis*. New York: Nervous and Mental Disease Publishing Co.

Forer, B. R. (1969). The taboo against touching in psychotherapy. *Psychotherapy*, *6*, 229-234.

Forgus, R., & Shulman, B. (1979). *Personality: A cognitive view.*

Englewood Cliffs, NJ: Prentice-Hall.
Fox, R.E. (1980). The joy of inventing stories. *Voices, 15* (4), 39-45.
Frankl, V.E. (1963). *Man's search for meaning.* New York: Washington Square Press.
Frankl, V.E. (1967). Paradoxical intention. In H. Greenwald (Ed.), *Active psychotherapy* (pp. 337-352). New York: Atherton.
Frankl, V.E. (1968). *Psychotherapy and existentialism.* New York: Simon & Schuster.
Frankl, V.E. (1969). *The will to meaning.* New York: New American Library.
Frankl, V. E. (1985). Logos, paradox and the search for meaning. In M.J. Mahoney & A. Freeman (Eds.), *Cognition and psychotherapy* (pp. 259-275). New York: Plenum Press.
French, T. M. (1952). *The integration of behavior.* Vol.I. Chicago: Universitiy of Chicago Press.
Freud, S. (1937). Analysis terminable and interminable. In J. Strachey (Ed.), *Collected papers.* Vol. 5 (pp. 316-357). London: Hogarth.
Freud, S. (1950). *The interpretation of dreams.* New York: Modern Library
Freud, S. (1958). The future psospects of psycho-analytic therapy. In J. Strachey (Ed.), *The standard edition of the complete works of Sigmund Freud.* Vol II. London: Hogarth.
Fromm, E. (1951). *The forgotten language.* New York: Grove Press.
Fromm-Reichmann, F. (1950). *Principles of intensive psychotherapy.* Chicago: Universitiy of Chicago Press.
Gendlin, E. (1981). *Focusing.* New York: Bantam Books.
Gold, L. (1981). Life style and dreams. In L. Baruth & D. Eckstein (Eds.), *Life style: Theory, practice and research* (2nd ed.) (pp. 24-30). Dubuque, IA: Kendall/Hunt.
Gordon, D. (1978). *Therapeutic metaphors.* Cupertino, CA: Meta Publications.

Gordon, T. (1970). *Parent effectiveness training*. New York: P.H. Wyden.

Greenberg, L.S. (1979). Resolving splits: Use of the two chair technique. *Psychotherapy*, *16* (3), 316-324.

Greenburg, D. (1966). *How to make yourself miserable*. New York: Random House.

Greenspoon, J. (1955). The reinforcing effect of two spoken sounds on the frequency of two responses. *American Journal of Psychology*. *68*, 409-416.

Gushurst, R.S. (1978, May). *Treating the severe obsessive-compulsive*. Paper presented at the meeting of the North American Society of Adlerian Psychology, Washington, DC.

Guthrie, R.D. (1977). *Body hot spots*. New York: Pocket Books.

Haley, J. (1963). *Strategies of psychotherapy*. New York: Grune & Straton.

Haley, J. (1987). *Problem-solving therapy*. (2nd ed.). San Francisco: Jossey-Bass.

Harlow, H. F. (1958). The nature of love. *American Psychologist, 13*, 673-685.

Harris, S.J. (1977, April 28). Most are vain; few conceited. *Chicago Daily News*.

Hart, J.L. (1977). Perils of the pleaser. In J.P.Madden (Ed.) *Lonelinesss* (pp. 41-55). Whitinsville, MA: Affirmation Books.

Hayman, M. (1942). Two minute clinical test for measurement of intellectual impairment in psychiatric disorders. *Achives of Neurology and Psychiatry, 47,* 454-464

Hertz, J. (Ed.) (1958). *Sayings of the Fathers*. New York: Behrman.

Hoffman, E. (1994*). The drive for self: Alfred Adler and the founding off Indiviual Psychology.* Reading, MA: Addison-Wesley.

Horney, K. (1950). *Neurosis and human growth.* New York: Norton

Horvat, A. (1937). Concerning stagefright. *International Journal of Individual Psychology*, *3* (4), 50-355.

Jung, C.G. (1959). *The collected works*. Vol. 8. Princeton, NJ: Princeton University Press.

Kershaw-Bellemare, R., & Mosak, H.H. (1993). Adult Children of Alcoholics: An Adlerian perspective. *Journal of Alcohol and Drug Education, 38* (3), 105-119.

Kopp, R.R. (1995). *Metaphor therapy*. New York: Brunner/Mazel.

Kopp, R.R., & Kivel, C. (1990). Traps and escapes: An Adlerian approach to understanding resistance and resolving defenses in pschotherapy. *Individual Psychology, 46* (2), 139-147).

Krausz, E.O. (1935). The pessimistic attitude. *International Journal of Individual Psychology, 1* (3), 86-89.

Krausz, E.O. (1959). The homeostatic function of dreams. *Individual Psychology Newsletter*, 9, 48

Kuhlmann, T.L. (1984). *Humor and psychotherapy*. Homewood, IL: Dow Jones-Irwin.

Künkel, F. (1972). *Das Wir: Die Grundbegriffe der Wir-Psychologie* [The We: Priniciples of We-Psychology]. Scherwin-Mecklinberg: Bahn. (Original work published 1939.)

La Fontaine, J. de (1988). *The complete fabeles of Jean de la Fontaine*, Evanston, IL: Northwestern University Press.

Lazarsfeld, S. (1966). Dare to be less than perfect. *Journal of Individual Psychology*, 22, 163-165.

Lecky, P. (1969). *Self-consistency*. New York: Doubleday Anchor Books. (Original work published 1945).

Lenrow, P.B. (1966). Use of metaphor in facilitating constructive behavior change. *Psychotherapy, 3,* 145-148.

Lewin, K. (1937). Psychoanalysis and topological psychology. *Bulletin of the Menninger Clinic, 1*, 202-212.

Losoncy, L.E. (1977). *Turning people on: How to be an encouraging person*. Englewood Cliffs, NJ: Prentice-Hall.

Low, A.A. (1952). *Mental health through will training*. Boston: Christopher.

Mahoney, M.J. (1980). Psychotherapy and the structure of personal revolutions. In M.J. Mahoney (Ed.) *Psychotherapy process* (pp. 157-180). New York: Plenum Press.

Maimonides (1982). Letter to the Jews of Marseilles in 1194. In L.D. Stitskin (Ed.), Letters of Maimonides. New York: Yeshiva University Press.

Manaster, G. J., & Corsini, R.J. (1982). *Individual Psychology*. Itasca, IL: F. E. Peacock.

Maniacci, M.P. (1988). Language skills group: A psychoeducational group treatment approach. *Individual Psychology, 44*, 129-137.

Maniacci, M.P. (1991). Guidelines for developing social interest with clients in psychiatric day hospitals. *Individual Psychology, 47*, 177-178.

McMullin, R.C. (1986). *Handbook of cognitive therapy techniques*. New York: W.W. Norton.

Menninger K. (1958). *Theory of psychoanalytic technique*. New York: Basic Books.

Merton, R.K. (1948). The self-fulfilling prophecy. *Antioch Review, 8,* 193-210.

Mindess, H. (1971). *Laughter and liberation.* Los Angeles, CA: Nash.

Mintz, E. (1969a). On the rationale of touch in psychotherapy. *Psychotherapy,* 6(4), 232-234.

Mintz, E. (1969b). Touch and the psychoanalytic tradition. *Psychoanalytic Review, 56* (3), 365-376.

Montagu, A. (1955). *The direction of human development*. New York: Harper.

Mosak, H.H. (1950). *Evaluation in psychotherapy: A study of some current measures*. Unpublished Ph.D. dissertation, University of Chicago.

Mosak, H.H. (1967). Subjective criteria of normality, *Psychotherapy*, *4*(4), 159-161. Also in L.R. Alman & D.T. Jaffe (Eds.), *Readings in abnormal psychology* (pp. 11-12). New York: Harper & Row, 1976.

Mosak, H.H. (1971). Lifestyle. In A. Nikelly (Ed.), *Techniques for behavior change* (pp. 77-81). Springfield, IL: Charles C. Thomas.

Mosak, H.H. (1973).The controller: A social interpretation of the anal character. In H.H.Mosak (Ed.), *Alfred Adler: His influence on psychology today* (pp.43-52). Park Ridge, NJ: Noyes Press.
Mosak, H.H. (1977). Does a „TMJ“ personality exist? In H. Gelb (Ed.), *Clinical management of head, neck and TMJ pain and dysfunction* (pp. 195-205). Philadelphia: W.B. Saunders.
Mosak, H.H. (1978, May). *The assumptive universe of the paranoid patient.* Paper presented at the meeting of the North American Society of Adlerian Psychology, Washington, DC.
Mosak, H.H. (1979). The case of Bill [Film]. (Available from Adler School of Professional Psychology, 65E. Wacker Place, Chicago, Il 60601.)
Mosak, H.H. (1985). Interrupting a depression: The pushbutton technique. *Individual Psychology*, *41* (2), 210-214.
Mosak, H.H. (1987a). *Ha ha and aha: The role of humor in psychotherapy*. Muncie, IN: Accelerated Development.
Mosak, H.H. (1987b). Religious allusions in psychotherapy. *Individual Psychology*, *43* (4), 496-501.
Mosak, H.H. (1990). For whoever believeth in it shall have everlasting life. In J.K. Zeig & W.M. Munion (Eds.), *What is psychotherapy*? (pp.24-28. San Francisco: Jossey-Bass.
Mosak, H.H. (1991). „I don´t have social interest: “Social interest as construct. *Individual psychology, 47,* 309-320.
Mosak, H.H. (1992). The „traffic cop“ function of dreams and early recollections. *Indivdual Psychology*, *48,* 319-323.
Mosak, H.H. (1995). Adlerian psychotherapy. In R.J. Corsini & D. Wedding (Eds.), *Current psychotherapies* (pp. 51-94). Itasca, IL: F.E. Peacock.
Mosak, H.H., & Dreikurs R. (1967). The life tasks. III. The fifth life task. *Individual Psychologist, 5*, 16-22
Mosak, H.H., & Gushurst, R.S. (1971). What patients say and what they mean. *American Journal of Psychotherapy*, *25* (3), 428-436.

Mosak, H.H., & Gushurst, R.S. (1972). Some therapeutic uses of psychologic testing. *American Journal of Psychotherapy, 26* (4), 539-546.

Mosak, H.H., & LeFevre, C. (1976). The resolution of „intrapersonal“ conflict. *Individual Psychology*, *32* (1), 19-26.

Mosak, H.H., & Maniacci, M.P. (1993). An „Adlerian“ approach to humor and psychotherapy. In W.F. Fry, Jr. & W. S. Salameh (Eds.), *Advances in humor and psychotherapy* (pp. 1-18). Sarasota, FL: Professional Resources Press.

Mosak, H.H., & Maniacci, M.P. (1995). The case of Roger. In D. Wedding & R. J. Corsini (Eds.), *Case studies in psychotherapy* (2nd ed.) (pp.23-49). Itasca, IL: F.E. Peacock.

Mosak, H.H., & Phillips, K.S. (1980). *Demons, germs and values*. Chicago: Alfred Adler Institute.

Mosak, H.H., & Schneider, S. (1977). Masculine protest, penis envy, women´s liberation and sexual equality. *Journal of Individual Psychology*, *33* (2), 193-202.

Mosak, H.H. & Shulman B.H. (1966). *The neuroses: A syllabus*. Chicago: Alfred Adler Institute.

Mosak, H.H., & Schulman, B.H. (1974). *Individual psychotherapy: A syllabus* (rev.ed.). Chicago: Alfred Adler Insitute.

Mosak, H.H., & Shulman, B.H. (1977). *Clinical assessment: A syllabus*. Chicago: Alfred Adler Insitute.

Mozdzierz, G.J., Macchitielli, F.J., &Lisiecki, J. (1976). The paradox in psychotherapy: An Adlerian perspective. *Journal of Indiviual Psychology*, *32* (2), 169-183.

Munroe, R.L. (1955). *Schools of psychoanalytic thought*. New York: Dryden Press

Neuer, A. (1936). Courage and discouragement. *International Journal of Individual Psychology*, *2* (2), 30-50.

Nierenberg, G.I., & Calero, H.H. (1971). *How to read a person like a book*. New York: Pocket Books.

Nikelly, A.G., & O´Connell, W.E. (1971). Action-oriented methods. In A. G. Nikelly (Ed.), *Techniques for behavior change* (pp. 85-90). Springfield, IL: Charles C. Thomas.

O´Connell, W.E. (1975a). *Action therapy and Adlerian theory.* Chicago: Alfred Adler Institute.

O´Connell, W.E. (1975b). The humorous attitude: Research and clinical beginnings. In W.E. O´Connell, *Action therapy and Adlerian theory* (pp. 183-197). Chicago: Alfred Adler Institute.

O´Connell, W.E., & Brewer, D. (1971). The value of role refersal in psychodrama and action therapy. *Handbook of International Sociometry*, *6*, 98-104.

Omer, H. (1981). Paradoxical treatments: A unified concept. *Psychotherapy*, *18*, 320-324.

Pancner, K.R. (1978). The use of parables and fables in Adlerian psychotherapy. *Individual Psychologist, 15* (4), 19-29.

Perls, F.S. (1970). Dream seminars. In F. Fagan & I.L. Shepard (Eds.), *Life techniques in Gestalt therapy* (pp. 165-199). Evanston, IL: Harper & Row.

Perman, S. (1975). Encouragement techniques. *Individual Psychologist*, *11* (2), 13-18.

Pew, M.L., & Pew, W. L. (1972"). Adlerian marriage counseling. *Journal of Individual Psychology, 28*. 192-202.

Phillips, C.E., & Corsini, R. J. (1982). *Give in – or give up*. Chicago: Nelson-Hall.

Raimy, V. (1975). *Misunderstandings of the self.* San Francisco: Jossey-Bass.

Reik, T. (1948). *Listening with the third ear*. New York: Grove Press.

Resnick, R.W. (1970). Chicken soup is poison. *Voices, 6* (2), 75-78.

Rogers, C. (1951). *Client-centered therapy*. Boston: Houghton Mifflin.

Rogers, C.R. (1957). The necessary and sufficient conditions of therapeutic personality change. *Journal of Consulting Psychology, 21*, 95-103.

Rogers, C. R. (1968). Client-centered therapy. In I.L. Kutash & A. Wolf (Eds.), *Psychotherapist´s casebook: Therapy and technique in practice* (pp. 197-208). San Francisco: Jossey-Bass.

Rokeach, M. (1964). *The three Christs of Ypsilanti.* New York: Knopf.

Rosenthal, H. (1959). The final dream: A criterion for the termination of therapy. In K. A. Adler & D. Deutsch (Eds.), *Essays in Individual Psychology* (pp. 400-409). New York: Grove Press.

Rosenthal, V. (1975). Holding: A way through the looking glass? *Voices, 11* (1), 2-7.

Sherman, R., & Fredman, N. (1986*). Handbook of structured techniques in marriage and family therapy.* New York: Brunner/Mazel.

Shlien, J.M., Mosak, H.H., & Dreikurs, R. (1962). Effect of time limits: A comparison of two psychotherapies. *Journal of Counseling Psychology, 9,* 31-34.

Shoobs, N.E. (1946). The application of Individual Psychology through psychodramatics. *Individual Psychology Bulletin, 5,* 3-21.

Shulman, B.H. (1969). The Adlerian theory of dreams. In M. Kramer (Ed.*), Dream psychology and the new biology of dreaming* (pp. 117-140). Springfield, IL: Charles C. Thomas.

Shulman, B.H. (1973). *Contributions to Individual Psychology.* Chicago: Alfred Adler Institute. (Original work published 1964.)

Shulman, B.H. (1985). Cognitive therapy and the Individual Psychology of Alfred Adler. In M.J. Mahoney & A. Freeman (Eds.*), Cognition and psychotherapy* (pp. 243-258). New York: Plenum Press.

Shulman, B.H., & Mosak, H.H. (1967). Various purposes of symptoms. *Journal of Individual Psychology*, *23*, 79-87.

Shulman, B.H., & Mosak, H.H. (1988). *A manual for life style assessment*. Muncie, IN: Accelerated Development.

Sicher, L. (1991). The family constellation (In the Old Testament). In A. Davidson (Ed.*), The collected works of Lydia Si-*

cher (pp. 476-504). Ft. Bragg, CA: QED Press. (Original work published 1950.)
Starr, A. (1977). *Rehearsal for living: Psychodrama.* Chicago: Nelson-Hall.
Steinbeck, J. (1937). *Of mice and men.* New York: Modern Library.
Steiner C. (1974). *Scripts people live.* New York: Grove Press.
Stotland, E. (1969). *The psychology of hope.* San Francisco: Jossey-Bass.
Strub, R.L., & Black, F.W. (1993). *The mental status examination in neurology* (3rd ed.). Philadelphia: F.A.Davis.
Sturm, T. (1926). *Immensee.* New York: Irvington.
Szasz, T.S. (1965). *The ethics of psychoanalysis.* New York: Basic Books.
Taft, J. (1973). *The dynamics of therapy in a controlled relationship.* Gloucester, MA: Peter Smith. (Original work published 1933.)
Tallent, N. (1958). On individualizing the psychologist´s clinical evaluation. *Journal of Clinical Psychology, 14,* 243-245.
Terner J., & Pew, W.L. (1978). *The courage to be imperfect.* New York: Hawthorn Books.
Trachtenberg, J. (1961). *Jewish magic and superstition.* Cleveland & Philadelphia: Meridian Books and Jewish Publication Society.
Wachtel, P.L. (1977). *Psychoanalysis and behavior therapy.* New York: Basic Books.
Weeks, G.R., & L´Abate, L. (1982). *Paradoxical psychotherapy.* New York: Brunner/Mazel.
Weiss, L. (1986). *Dream analysis in psychotherapy.* New York: Pergamon Press.
Wexberg, E. (1970). *Individual Psychological treatment.* B.H. Shulman, Ed. Chicago: Alfred Adler Institute. (Original work published 1929.)
Wiesel, E. (1972). *Souls on fire: Portraits and legends of Hasidic masters.* New York: Random House.

Wolfe, W.B. (1932). *How to be happy though human.* London: Routledge & Kegan Paul.

Wolpe, J. (1958). *Psychotherapy by reciprocal inhibition.* Stanford, CA: Stanford University Press.

Wolpe, J. (1965). *The case of Mrs. Schmidt.* [Audiotape]. (Available from Counselor Recordings and Tests, Nashville, TN).

Personenregister

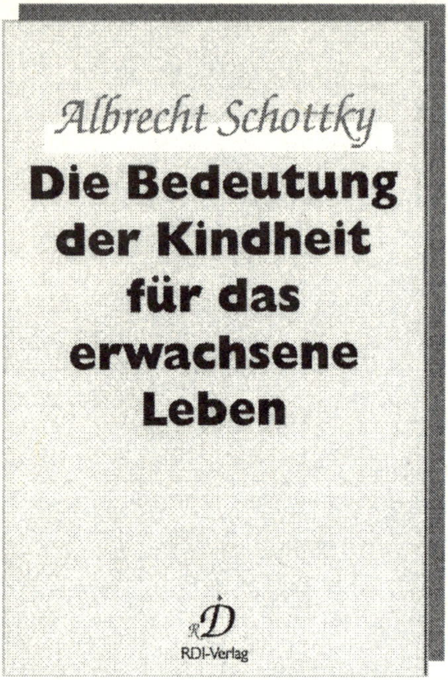

117 Seiten
ISBN 3-932708-05-9

Nachdem die Früherinnerungen sich auf die ersten Lebensjahre beziehen, eröffnen sie einen sehr lebendigen Zugang zum Lebensstil und der Familienkonstellation der Primärfamilie des Patienten. Der therapeutisch wichtigste Faktor ist wohl das Veränderungspotential, das das Gespräch über die Früherinnerungen freilegt. Es aktiviert den Wunsch nach einer Veränderung des Lebensstiles, der aus dem inneren Gefängnis des leidvollen „Wiederholungszwanges“ heraus führen soll.

Albrecht Schottky,
Psychiater und Psychotherapeut macht klar, dass man sich nicht von den Meinungen und Schlussfolgerungen, die wir Erwachsene als Kind gefasst haben, leiten lassen braucht. In vielen Beispielen, die der Autor anführt, werden kindliche Meinungen und Bewertungen, die Erwachsene bis ins hohe Alter begleiten, heraus gearbeitet.
Ein hilfreiches Buch, das neue Impulse gibt für den psychotherapeutischen Alltag und für psychologisch interessierte Laien viel zu bieten hat.